Hoffnung gegen den Krebs

Prof. Dr. med. Klaus Maar
Hoffnung gegen den Krebs
Lektorat: Dany Zrenner

info@j-kamphausen.de

Umschlaggestaltung, Innenlayout:
Sabine Schiche, ad department, Bielefeld
Fotos Titel: fotolia: Abb. groß (cleomiu), 1, 3;
wikipedia: 2; Prof. Dr. Maar: 4; Michael Campo: 5
Druck & Verarbeitung:
Westermann Druck Zwickau

www. weltinnenraum.de

5. überarbeitete Auflage - 2013

Bibliografische Information der Deutschen Nationalbibliothek

Die Deutsche Nationalbibliothek verzeichnet diese Publikation in der Deutschen Nationalbibliografie; detaillierte bibliografische Daten sind im Internet über **http://dnb.d-nb.de** abrufbar.

ISBN 978-3-89901-720-5

Dieses Buch wurde auf 100% Altpapier gedruckt und ist alterungsbeständig.
Weitere Informationen hierzu finden Sie unter www.weltinnenraum.de

Hoffnung gegen den Krebs

Meine neuen Methoden gegen Prostata-Ca und andere Krebsarten

Prof. Dr. med. Klaus Maar

Für meine Mutter und meinen Vater, Elisabeth und Franz Maar.

AURUM

Inhalt

Über dieses Buch

Liebe Leserinnen, liebe Leser!

Das Buch, das Sie gerade lesen, ist das dritte, das ich geschrieben habe. In meinem ersten, *„Rebell gegen den Krebs“*, habe ich die von mir entwickelte Methode erklärt und alles, was damit zusammenhängt: was Krebs ist, wie er normalerweise behandelt wird, warum das nicht funktioniert, was die Patienten selber für ihre Genesung tun können und vieles mehr.

Mein zweites Buch war *„Die Wahrheit über Prostatakrebs“*. Wie der Titel schon sagt, habe ich mich darin mit dieser Krebsart beschäftigt, die bei Männern die häufigste ist und bei deren Behandlung und Diagnose trotzdem besonders viel falsch gemacht wird. Auch dieses Buch war sehr erfolgreich; seinetwegen und wegen meiner großen Erfahrung auf diesem Gebiet hat man mich in den letzten Jahren manchmal als der „Prostatakrebs-Papst“ bezeichnet. Sosehr mir diese Bezeichnung schmeichelt, so wenig finde ich sie angebracht. Zum einen sitzt der einzige Papst in Rom und beschäftigt sich mehr mit religiösen als mit medizinischen Dingen, soweit ich informiert bin; zum anderen behandle ich nach wie vor sehr viele Patienten mit so gut wie allen Arten von Krebs, die es gibt.

Richtig ist allerdings, dass ich wahrscheinlich so viele Patienten mit Prostatakarzinomen sehe wie kein anderer Urologe weltweit. Ich habe auch den Eindruck, dass die Dunkelziffer bei dieser Erkrankung viel höher ist, als die offiziellen Fallzahlen besagen.

Es gibt zwei Gründe, warum ich *„Hoffnung gegen den Krebs"* geschrieben habe: Das erste, was ich mit diesem Buch erreichen möchte, ist eine tiefer gehende Erörterung meiner gesamten Therapie. Es soll auch die Rolle der komplementären Onkologie im 21. Jahrhundert darstellen, denn in Wahrheit befinden wir uns mit der traditionellen Krebstherapie eigentlich noch im Mittelalter. Mir fällt auf die Schnelle keine Krankheit ein, bei der nicht in den letzten 50 Jahren wesentliche Verbesserungen in den Heilungsquoten und in der Vorsorge erzielt worden sind. Keine, außer Krebs. Wenn man bedenkt, welche riesigen Geldmengen investiert werden, welcher Aufwand an Forschung und an Berichterstattung in den Medien getrieben wird, ist es fast ein Hohn, dass gerade bei dieser Geißel der Menschheit so wenig erreicht wird und dass nichts passiert, niemand dagegen aufsteht; weder Mediziner noch Patienten oder ihre Familien.

Im Grunde genommen soll dieses Buch die Erfahrung von 16 Jahren komplementärer onkologischer Therapie zusammenfassen und auch Probleme aufzeigen, die sich grundsätzlich bei der gesamten Krebstherapie heute auftun. Wie ist der Stand der heutigen Krebstherapie, wie stehen meine Kollegen zu einer Stärkung des Immunsystems, wie ist es zu beweisen, dass die Krebsentstehung mit einem schlechten Immunsystem zu tun hat? Das hat man ja früher bezweifelt, ist aber meiner Meinung nach mittlerweile ein fester Bestandteil des wissenschaftlichen Instrumentariums.

Ich frage mich manchmal ernsthaft und voll Sorge: Ist die heutige sogenannte Krebstherapie überhaupt eine Therapie? Ist sie nicht vielmehr in der Hauptsache Ohnmacht und Lüge? Bedeutet „Watchful Waiting" in den meisten Fällen nicht zuzuwarten, bis es schlechter wird? Für mich bedeutet dieser Fachbegriff natürlich etwas anderes: etwas zu tun, etwas zu unternehmen, aber eben nicht unbedingt Chemotherapie durchzuführen, sondern eine Stärkung des Immunsystems einzuleiten. An dieser Stelle muss ich einfach noch anmerken, dass es scheinbar wichtig klingender englischsprachiger Begriffe bedarf, damit eine Sache ernst genommen wird.

Und wiederum die Frage: Wie steht die Schulmedizin zum Immunsystem? Ignoriert sie das einfach, ist das für sie einfach Luft? Und warum wird das überhaupt nicht in die herkömmliche Therapie miteinbezogen? Ist dies nicht eine sträfliche Unterlassung?

Die Frage ist für mich heute auch, inwieweit die sogenannte Rehabilitation ernsthaft betrieben wird, also die Nachsorge, die sich automatisch immer an die Therapie anschließt und die manchen Kliniken Millionen Euro einbringt. Viele solcher Kliniken sind heute sozusagen am Verdursten, wenn man sich zum Beispiel die Gegend um Bad Wildungen ansieht, wo viele Kliniken schließen mussten oder müssen. Was wird denn in der traditionellen Rehabilitation spezifisch gegen das Krebsgeschehen getan? Gar nichts! Es werden Malkurse angeboten oder Schwimmkurse und es wird vielleicht eine psychologische Beratung durchgeführt. Diese sogenannte Reha ist eigentlich für eine gezielte Nachsorge-Krebstherapie überhaupt nicht geeignet.

All diese Gesichtspunkte und noch viele mehr müssen in eine Standortbestimmung der Krebstherapie, wie ich sie verstehe, einfließen und das soll dieses Buch leisten.

Zum Zweiten möchte ich hier erstmals meine sehr persönliche Sicht meiner Arbeit darstellen. Ich bin als Arzt zuallererst ein Mensch und kein Therapieroboter. Dies ist daher ein sehr persönliches Buch: Ich werde Ihnen darstellen, wie ich Arzt geworden bin, wie ich die tägliche Arbeit mit meinen Patienten erlebe und welche Ansichten und Glaubenssätze meiner Arbeit zugrunde liegen.

Ich möchte mit diesem neuen Buch provozieren, ich möchte nicht beruhigen. Ich möchte einfach aufstehen und sagen: Menschenskind, nach meiner 36-jährigen Tätigkeit als Arzt, in der ich schon immer onkologisch tätig war (sowohl wissenschaftlich als auch praktisch), muss ich wirklich ein enttäuschendes Fazit ziehen. Ich muss eine Lanze brechen für die komplementäre Therapie, die zwar auch nicht alles vermag, aber doch sehr viel anstoßen und einen neuen Denkansatz im gesamten Therapiekomplex bei Krebs bringen kann.

Wenn sie entsprechend intensiv betrieben wird, so wie ich das ja auch durchführe, kann man heute schon sehr viel damit bewirken, und meine Erfolgsstatistik gibt mir dabei recht. Es geht mir dabeinicht um die weltlichen Ehren: Ich habe ein Patent auf den Begriff „Biologische Intensivtherapie nach Maar“, ich bin in das neue „Who's Who in Medicine and Healthcare“ aufgenommen worden, ich bin in Kürschners Deutschem Gelehrten-Kalender angeführt, verschiedene Redaktionen haben in der Presse und im Fernsehen sehr positiv über uns berichtet. All das interessiert mich nur insofern, als es der Arbeit für die Patienten nützen kann.

Ich möchte Ihnen Folgendes nicht vorenthalten, weil es mir für die Richtung des Buchs wichtig erscheint: Mein Team und ich haben wochenlang diskutiert, welchen Titel dieses Buch bekommen soll. Schließlich ist er das Einzige, was man auf die Schnelle als Leser sieht, wenn man zum ersten Mal damit konfrontiert wird, und entscheidet über Lesen oder Weglegen.

Einige der vorgeschlagenen Buchtitel haben gut den geplanten Inhalt beschrieben, waren aber viel zu lang und abstrakt und nicht „packend“ genug. Zum Beispiel: „Ein Stück Hoffnung bei Krebs – Die Rolle der Komplementärmedizin im 21. Jahrhundert“. Oder: „KREBS – War es das?“. Oder: „KREBS – Was nun? Ein Buch für Patienten und Interessierte über alle Tumorarten und das Prostatakarzinom“. Oder kürzer „Anklage gegen Krebs“.

„Hoffnung gegen den Krebs“ (ein anderer Entwurf des Titels war „Mein Kampf gegen den Krebs“, was aber historisch belastet war) ist für uns genau der richtige Titel. Kurz und prägnant beschreibt er das, was ich mache und was mir das wichtigste Anliegen ist. Ich nehme in Kauf, wenn ich mit meiner Arbeit bei meinen mehr traditionell ausgerichteten Kollegen anecke oder bei ärztlichen Standesvertretungen oder in der öffentlichen Meinung. Wenn ich auch nur einem Patienten besser helfen kann als alle anderen, sind diese Konflikte ganz bestimmt das kleinere Übel!

Hoffnung gegen den Krebs. Das Stück Hoffnung, das die Komplementärmedizin heute vielen Krebspatienten gibt, ist durch meine gesammelte Erfahrung berechtigt.

Wir dürfen keine Wunder erwarten; aber am Ende des Weges finden wir manchmal doch ein kleines. In manchen Fällen auch ein größeres!

Aequam memento rebus in arduis servare mentem. (Horaz)

„Denke daran, in schwierigen Situationen Gelassenheit zu bewahren!“,

bereits 1972 das Motto meiner Doktorarbeit.

Wer ich bin und woran ich glaube

Die Ausbildung zum Mediziner und anschließend die Ausbildung zum Arzt haben vor allem einen gravierenden, ja einen riesigen Mangel: Man erwirbt eine enorme Menge an Wissen und Fähigkeiten, wie Menschen zu heilen seien; aber man erfährt keinerlei Führung und Leitung auf dem Weg, wie man die richtige menschliche Einstellung zu diesem Beruf erwirbt, wie man Wissen und Können mit Charakter und Haltung kombiniert.

Es ist jedem Einzelnen überlassen, sich entweder mit Glück die richtigen Mentoren und Leitfiguren auf dem Weg zum guten Arzt und guten Menschen zu suchen oder aber darauf zu vertrauen, dass man von Natur aus die Persönlichkeit mitbekommen hat, um die vielfältigen Anforderungen an den Arzt als Menschen zu bewältigen.

Ich glaube, dass in der Antike die technischen Fähigkeiten und die anatomischen Kenntnisse der Ärzte zwar noch nicht so gut entwickelt waren, dass man aber damals den jungen Menschen viel mehr an ethischen und moralischen Richtlinien mit auf den Weg gab. Ein winziges Überbleibsel aus dieser Zeit ist der hippokratische Eid, dessen Formulierungen bei den heutigen Medizinern wahrscheinlich wie seltsame Überbleibsel aus einer längst vergangenen Epoche wirken

Ich habe in meiner Laufbahn mindestens so viel Energie und Gedanken darauf aufgewendet, herauszufinden, wie ich meinen Mitmenschen möglichst gut dienen kann und welche Grundsätze ich meinen Entscheidungen zugrunde legen soll, wie darauf, welche

Heilverfahren am effektivsten sind. Und auf letzterem Gebiet habe ich ja doch einiges an Arbeit geleistet.

Dieser Fokus auf die menschliche Komponente der Arbeit ist nichts, wofür man sich bewusst entscheiden kann oder muss; gerade, wenn man täglich mit todkranken Menschen zu tun hat, für die man die Verantwortung übernommen hat, kann man gar nicht anders, als sich auch als Mensch und nicht nur als Fachmann einzubringen.

Ich glaube, dass kein einziger meiner Patienten jemals darüber nachgedacht hat, dass mein Beruf nicht nur ein starke Arbeitsbelastung, sondern auch eine nicht geringe seelische Belastung mit sich bringt. Darum wollte ich das hier mal erwähnen.

Dass man durch seine Arbeit in der Öffentlichkeit steht, macht die Situation nicht gerade einfacher. Anstatt ein paar Hundert Menschen können dann Zigtausende über einen urteilen und man ist irgendwie wesentlich mehr Menschen gegenüber verantwortlich.

Über Mangel an Öffentlichkeit kann ich mich in den letzten Jahren ja nicht gerade beklagen: Sozusagen an allen Fronten habe ich mich redlich bemüht, unsere Arbeit den Patienten, den Kollegen und allen Menschen, die sie sonst interessiert, näherzubringen. Sei es auf Kongressen, auf Gesundheitsmessen, in Zeitungen und Zeitschriften, in Fernsehsendungen und in Büchern, von denen Sie gerade eines lesen.

Dies alles mache ich keineswegs aus Geltungsbedürfnis; eigentlich würde ich lieber mehr Zeit mit meiner Familie verbringen. Aber ich finde nun einmal, dass man, wenn man neue Wege beschreitet, in der Pflicht steht, anderen Menschen diese Wege auch zu zeigen.

Die Resonanz auf diese öffentliche Präsenz ist natürlich nicht einheitlich und ich habe schon jede Art von Reaktion darauf erlebt. Ich habe rührende und zum Teil erstaunliche Dinge erlebt: Ein Mönch hat mir zum Beispiel anonym eine Karte mit Segenswünschen und nützlichen Hinweisen geschickt und mit „Ihr hochachtungsvollster unbekannter Pater" signiert. Dutzende Patienten haben mir berührende und sehr persönliche Mitteilungen in unseren Gästebüchern hinterlassen und melden sich oft noch nach Jahren und berichten über ihr Leben.

Natürlich gibt es auch eine Kehrseite dieser Reaktionen: Besserwisser, die versuchen, einen während öffentlicher Vorträge vor Hunderten Zuhörern zu belehren und zu demütigen, Behörden, die schier unerfüllbare Auflagen stellen, und Ähnliches. Ich nehme das sportlich, weil ich weiß, dass gerade die besten unter meinen Lehrern und Kollegen oft Ähnliches hinnehmen mussten, und tröste mich mit der alten Weisheit: „Mitgefühl gibt es umsonst, Neid muss man sich hart erarbeiten!"

Durch all dies muss man durch; was letztendlich alleine zählt, ist das Ergebnis der Arbeit für die Patienten, alles andere ist sozusagen nur die „Begleitmusik". Nach all den Jahren berührt mich das Schicksal der Patienten immer noch wie am ersten Tag und ich glaube, dass jeder Mensch, der laufend damit konfrontiert ist, Verdrängungsmechanismen und -strategien entwickeln muss, Ablenkungen wie Hobbys oder Sport. Ich bin selber manchmal erschüttert über die Tapferkeit von Patienten in hoffnungslosen Situationen, die Ihre Lage akzeptieren, ohne mit der Wimper zu zucken.

Es ist eigentlich interessant, dass man einer Berufsgruppe wie den Medizinern so viel Unrecht antun kann; Menschen, die hoch qualifiziert sind und Tag für Tag viel und harte Arbeit erbringen, um anderen zu helfen oder gar ihre Leben zu retten. Der Grund, warum das funktioniert, ist wahrscheinlich, dass Mediziner von Anfang an auf Gehorsam und Kritiklosigkeit getrimmt werden. Schon während des Studiums werden sie in ein autoritäres, unlogisches und oft ungerechtes System gepresst, aus dem man nur allzu leicht entfernt wird, wenn man auch nur versucht, eine eigene Meinung zu äußern. Das alles wird später nicht besser, im Gegenteil; wenn man eine Facharztpraxis oder eine Abteilung einer großen Klinik leitet, wird man von ständig wechselnden Gesundheitsministern gegängelt und bevormundet, als sei man ein kleines Kind, das mit seinem Taschengeld nicht auskommt. Gleichsam ein Volk von Lämmern und Schafen, die mit sich machen lassen, was ihnen bestimmt wird, und nicht dagegen aufbegehren.

Der Generalverdacht gegen die Berufsgruppe der Ärzte ist allgegenwärtig und wird geschürt von einer Neidgesellschaft, die als selbstverständlich annimmt, jeder Arzt sei automatisch wohlhabend.

Dabei sind heute viele Arztexistenzen bedroht, aber das ist auch ein Verschulden der Politik. Alleine durch die seinerzeitige Einführung des Numerus clausus hat man eine große Menge von ungeeigneten Menschen zum Arztberuf hingeführt, nur weil sie einen Durchschnitt von 1,0 im Abitur hatten.

Über meinen Werdegang als Arzt

Es ist mir ein wichtiges Anliegen, Ihnen zu erklären und zu erzählen, wie man Arzt wird und wie ich Arzt geworden bin. Ich habe den Eindruck, dass alle meine Patienten einfach annehmen, dass ich immer schon der Mediziner war, der ich heute bin, dass ich sozusagen als „Krebsprofessor" auf die Welt gekommen bin, was natürlich das Gegenteil der wahren Tatsachen ist. Aber ich glaube, darüber denkt niemals jemand wirklich nach und die meisten meiner Kollegen sind ganz zufrieden damit, wenn sie einen quasi naturgegebenen Status als „Götter in Weiß" genießen.

Ich denke auch, dass die meisten unserer Patienten unbewusst glauben, dass meine Arbeit mir grundsätzlich leichtfällt und mich niemals vor moralische oder menschliche Probleme stellt. Selbstverständlich sind auch diese Annahmen völlig falsch; es gibt nur kaum einen Arzt, der seine Patienten in seine eigenen Probleme, Gedanken und Zweifel einweiht oder einbezieht. Das wäre der Arbeit wahrscheinlich auch nicht förderlich; in einem Buch wie diesem aber kann man wohl etwas besser erklären, wie der Arzt seine Rolle in der Medizin sieht und wie er dahingekommen ist.

Dieses Buch ist in gewissem Sinn auch eine Autobiographie. Eine Autobiographie, die 40 Jahre Erfahrung mit Krebs darstellt, die in der Mehrzahl nicht sehr ermutigend sind. Aber auch ein Leben, in dem die positiven Effekte der Komplementärmedizin immer wieder Hoffnung gegeben und ein lohnendes Ziel aufgezeigt haben. Ein weiter Weg liegt hinter mir!

Ich habe es im Vorwort dieses Buchs schon geschrieben: Unsere Arbeit ist von anderen durch so manche weltlichen Ehrungen und Berichte anerkannt worden. Ich bin bereits zum zweiten Mal im „Who's Who in Medicine and Healthcare" eingetragen, in dem ich seit 1980 schon gelistet war. In *„Kürschners Deutschem Gelehrten-Kalender"*, der seit 1925 regelmäßig erscheint, bin ich in der nunmehr 21. dreibändigen Ausgabe freundlicherweise unter den führenden habilitierten Wissenschaftlern meines Landes genannt.

All das erfreut einen und macht stolz, keine Frage. Aber wesentlich mehr Befriedigung und Stolz verschafft mir die Vorstellung, dass heute Hunderte Menschen geheilt oder zumindest stabilisiert bei ihrer Familie sind, die ohne unsere Hilfe vielleicht nicht mehr lebten.

Wie geht man nun den langen Weg, der einen dazu befähigt, anderen Menschen zu helfen?

Doktor werden

Bevor man an das Medizinstudium auch nur denken darf, muss man zuerst einmal vier Jahre die Grundschule besuchen. Danach neun Jahre Gymnasium bis zum Abitur. Heutzutage sind gute Noten beim Abitur sehr wichtig, leider Gottes gibt es ja heute den Numerus clausus, der sozusagen von oben herab entscheidet, welcher junge Mensch welchen Beruf zu ergreifen hat. Zu meiner Zeit war das noch nicht so, wir hatten freie Wahl des Studiums, auch wenn man, wie ich, ein weniger gutes Abitur vorzuweisen hatte.

Das Medizinstudium ist in drei Abschnitte gegliedert, nach denen jeweils eine Prüfung abgenommen wird: Das Vorphysikum, das Physikum (an dem viele angehende Mediziner scheitern) und dann das Staatsexamen. Ein möglichst gutes Staatsexamen ist für eine weitere universitäre Laufbahn natürlich sehr hilfreich; ich selber hatte von 18 Prüfungsfächern 17 „Sehr gut“ und ein „Gut“ und damit eines der besten jemals absolvierten Staatsexamen der Universität Mainz.

Jeder, der das Staatsexamen bestanden hat, ist Arzt und erhält die Approbation, das ist die Zulassung, als Arzt zu praktizieren. Diese Zulassung hat prinzipiell mit dem Doktortitel nichts zu tun. Dieser ist für den normalen Arzt sozusagen ein Privatvergnügen, um des Ehrgeizes willen oder aus Interesse an der Wissenschaft. Vielleicht möchte sich jemand mit einem Titel schmücken, andere meinen, sie haben das nicht nötig. Das ist natürlich teilweise eine faule Ausrede von faulen Menschen.

Der Erwerb des Doktortitels, also das Promotionsverfahren, ist ähnlich aufwändig wie das Habilitations-Verfahren. Man tritt an den Oberarzt oder auch einen Klinikdirektor, also eine habilitierte Person, mit dem Wunsch nach Erwerb der Doktorwürde heran. Diese Person nennt man „Doktorvater“. Ich selbst war der Doktorvater von acht Studenten. Diese Funktion kann sich auf verschiedene Arten ergeben: Man sagt zum Beispiel in einer Vorlesung, dass man Themen für Doktorarbeiten zu vergeben hat, oder die Bewerber kommen von selbst. Das Thema kann grundsätzlich statistisch oder experimentell sein. Statistische Arbeit bedeutet, durch Literaturarbeit oder durch Bearbeitung eines medizinischen Problems über Literatur, Krankenberichte oder andere Daten ein Thema zu erarbeiten und zu beschreiben. Mein eigenes Thema war seinerzeit die Ileuskrankheit, dazu habe ich etwa 300 Krankenakten, die Verläufe und die Therapien studiert, daraus wurde dann ein kleines Büchlein. Durch meine Doktorarbeit konnte ich nachweisen, dass durch bestimmte entzündungshemmende Medikamente die Sterblichkeitsrate nach der Ileus-(Darmverschluss-)Operation gesenkt werden konnte; diese Erkenntnisse führten seither in der Praxis zum regelmäßigen Einsatz bestimmter Medikamente. Ich konnte also schon mit meiner Doktorarbeit mehr bewirken als die Aufstellung rein akademischer Theorien, nämlich praktische Arbeit zum Wohl der Kranken. Dieser Einstellung bin ich seither treu geblieben.

Die experimentelle Doktorarbeit ist sehr viel anspruchsvoller; das gilt auch für Habilitationen, diese werden meist mit Tierversuchen oder Ähnlichem verbunden.

Der Doktorand arbeitet jetzt neben seinem Studium an der Doktorarbeit, das ist praktisch sein Privatvergnügen, das aber sehr viel Kraft kosten kann. Er kann erst dann die Arbeit übernehmen, wenn er das Physikum geschafft hat. Bis dahin hatte er theoretische Fächer wie Anatomie, Physik, Biologie und andere zu lernen, das sind die sogenannten vorklinischen Fächer; die erste Prüfung nach zwei Semestern heißt Vorphysikum.

Das Physikum selber ist die schwierigste Prüfung des gesamten Studiums; wer dabei endgültig versagt, hat zweieinhalb oder drei Jahre Zeit verloren.

Erst an der Universitäts-Klinik kann er eine Doktorarbeit bekommen. Die stellt er zusammen, der Doktorvater liest sie und muss gegenüber der Fakultät ein Gutachten darüber abgeben. Dazu gibt es noch zwei Co-Referenten als zusätzliche Begutachter, die auch die Arbeit beurteilen, und schließlich wird er von der Fakultät für den Doktortitel vorgeschlagen. Zum Schluss des Verfahrens gibt es noch eine mündliche Prüfung.

Die Benotung reicht von „summa cum laude“ (mit sehr viel Lob“) bis „rite“ („mäßig“). Meine Note war damals die zweitbeste, „Magna cum laude“, also „mit großem Lob“. Das Ergebnis der Doktorarbeit spielt später auch eine Rolle bei der Habilitation, also der Qualifikation für die Lehrbefugnis.

Man kann mit seiner Doktorarbeit auch durchfallen; dann ist der Doktorvater gefordert, zu helfen. Die Arbeit kann auch, wenn sie interessant ist, publiziert werden; dabei wird als erster Autor der Doktorvater genannt und als zweiter der Doktorand, es kann aber auch umgekehrt gehandhabt werden, je nach dem Thema.

Wenn man nun diese mindestens sechs Jahre Medizinstudium hinter sich und Pech hat, muss man noch den Militärdienst ableisten, eineinhalb oder zwei Jahre. Dann folgt die Zeit als Medizinalassistent; heute heißt das „Arzt im Praktikum", diese dauert auch zwei Jahre. Danach ist man dann Arzt. Die Ausbildung zum Allgemeinmediziner dauert in der Regel vier Jahre. Man ist dann im Normalfall über 30 Jahre alt und kann sich nun, falls gewünscht, auf einen Fachbereich spezialisieren, bei mir war das die Urologie.

Aus aktuellem Anlass möchte ich über das Thema der Plagiatsvorwürfe gegen einige deutsche Politiker ein paar Gedanken formulieren: Eine Umfrage der Bild-Zeitung hat ergeben, dass die Mehrheit der Bevölkerung Betrug bei Doktorarbeiten nicht als besonders schlimm empfindet. Das zeigt für mich, dass der Großteil der Bevölkerung wenig Ahnung von den korrekten und notwendigen Abläufen in der akademischen Welt hat.

Im Allgemeinen fordert die Promotion eines jungen Akademikers viel Herzblut, Ehrgeiz, persönliches Engagement, Intelligenz und den starken Wunsch nach wissenschaftlicher Innovation. Die Idee, hierbei nicht sauber zu arbeiten und das geistige Eigentum eines Anderen für das eigene auszugeben, etwa indem man ein Zitat nicht als solches kenntlich macht, liegt fast allen Beteiligten im Normalfall völlig fern. Die meisten Menschen hätten schwere Bedenken, so etwas bewusst und in größerem Umfang zu tun.

Daher sind für mich die moralischen Konsequenzen aus einem solchen Fehlverhalten gerade bei Menschen mit Vorbildfunktion oder mit erheblicher politischer Verantwortung schon sehr bedeutend; außerdem werfen solche Vorfälle auch ein bezeichnendes Licht auf die Rolle von Universitäten. Auf jeden Fall ist die rechtliche Bewertung solcher Vorfälle meiner Meinung nach sehr differenziert vorzunehmen, nämlich sowohl zivilrechtlich als auch akademisch-rechtlich.

Letzten Endes scheint es heute dennoch möglich zu sein, schwere Verfehlungen bei der Erstellung seiner Doktorarbeiten zu begehen und dennoch weiterhin von der Presse höchst positiv dargestellt und aufgebaut zu werden.

Professor werden

Für die Weichenstellung, welches Fach man wählt, ist ausschlaggebend, ob man eine akademische Laufbahn mit Habilitation anstrebt; diese ist sozusagen die Qualifikation und die Berechtigung zur wissenschaftlichen Lehrtätigkeit. Damit spielt man sozusagen in der „Champions League" der medizinischen Wissenschaft.

Ich habe mich damals gleichzeitig um mehrere Stellen als Assistent in der Urologie beworben und erhielt auch mehrere Angebote dafür, unter anderem in Hamburg und in München. Schließlich landete ich in Düsseldorf, weil das auch zu meinem weiteren Lebensweg gut passte.

Die Doktorarbeit ist die Grundvoraussetzung für die spätere Habilitation, aber sie ist nicht das allein Entscheidende; entscheidend ist, dass man ein geeignetes Thema von seinem Universitätschef bekommt. Dieser will den eigenen Erfolg oft in seinen Schülern ausdrücken, so dass einige davon dann auch Professoren werden, was dem Renommee der Universität zugute kommt. Aber man sagt ja normalerweise nicht „Ich habilitiere mich", sondern man wird habilitiert. Hart formuliert, ist man dabei zum Teil nur ein passiv ausführendes Organ.

Der Weg zur Habilitation ist schwierig und steinig und hängt nicht zuletzt auch von der Sympathie der Chefs ab. Wenn die nicht wirklich wollen, dass Sie habilitieren, dann könnten Sie Einstein sein und sich zusätzlich noch auf den Kopf stellen, Sie werden nie Professor werden. Die medizinische Fakultät ist eine unangreifbare Institution, deren Beschlüsse im Geheimen gefasst werden; Sie haben das einfach zu akzeptieren. Natürlich müssen Sie Ihr Bestes geben und Ihre Sache so gut machen, wie es Ihnen nur möglich ist. Eine Grundvoraussetzung für die Habilitation sind mindestens zwölf in anerkannten Fachjournalen publizierte wissenschaftliche Arbeiten. Erst wenn Sie diese nachweisen können, dürfen Sie anfangen, an Ihrem Thema zu arbeiten. Man muss also bewiesen haben, dass man zu fundierter wissenschaftlicher Tätigkeit in der Lage ist; die Arbeiten müssen dann von einer medizinischen Zeitschrift mit ihrem wissenschaftlichen Beirat angenommen werden. Ich kenne viele Fälle, wo Kollegen monatelang an ihrem Artikel gesessen haben und dieser wurde dann einfach nicht angenommen. Das kann eine bittere Erfahrung sein!

Erst wenn der Kandidat also fleißig war und die Hürde der Publikationen geschafft hat, kann er an eine Habilitation denken. Voraussetzung dafür ist aber auch die Facharztausbildung. Man kann aber schon beginnen, an seinem Thema zu schreiben, wenn man die Publikationen beisammenhat.

Der oberste Leiter der medizinischen Fakultät ist, um ein politisches Bild zum Vergleich heranzuziehen, wie der Ministerpräsident eines Landes. Er hat viele Untergebene, diese bilden das Gremium, das in geheimer Abstimmung besetzt wird.

Wenn Ihr Chef Ihnen endlich ein Thema gegeben hat, können Sie beginnen, daran zu arbeiten. Meistens sind diese gestellten

Themen experimenteller Natur, seltener statistisch. Im Allgemeinen ist der wissenschaftliche und fachliche Anspruch sehr hoch, aber in der Qualität nicht zu vergleichen zum Beispiel mit dem Anspruch an Ingenieure in technischen Berufen, wo ein noch höherer Standard gefordert ist.

Wenn man einen Chef hat, der so wie damals in meinem Fall an wissenschaftlicher Arbeit kaum interessiert ist, sondern mehr an operativer und klinischer Tätigkeit, dann steht man vor der Frage: Wie komme ich zu einem Habilitations-Thema, das einer Prüfung durch die medizinische Fakultät auch standhalten kann? Ich habe mir damals selbst ein geeignetes Thema gesucht und vorgeschlagen: Über Hormonrezeptoren im Nierenkarzinom. Dieses wurde dann auch angenommen und in Zusammenarbeit mit dem Institut für Biochemie der Universität Düsseldorf bearbeitet.

Wir haben in dieser Arbeit daran geforscht, festzustellen, ob, wenn beim Nierenkarzinom Hormonrezeptoren beteiligt gewesen wären, es durch ein bestimmtes Medikament zu einem Rückgang der Metastasen kommen könnte. Diese Aufgabenstellung hatte einen hohen praktischen Wert und wurde zusammen mit der Abteilung für Biochemie abgearbeitet. Ich wurde also von der Biochemie sozusagen als „Gastarbeiter" aufgenommen und wir sammelten in ganz Nordrhein-Westfalen Fälle und Material, wo immer Nierentumore entfernt wurden, insgesamt 250 an der Zahl, die größte Sammlung solchen Materials weltweit, während auch anderswo Forscher an diesem Thema arbeiteten. Wir untersuchten deren Gewebe darauf hin, ob es darin zum Beispiel Progesteron-Rezeptoren geben könnte oder nicht. Dieses Projekt wurde mit 300.000 Mark vom Ministerium für Wissenschaft und Forschung unterstützt.

Ich hatte das Glück, in diesen von mir eigentlich nicht zu beeinflussenden Rahmen gut hineinzupassen: Die Nierentumore zu besorgen, den Ehrgeiz für das Projekt aufzubringen und mit dem Chef der Biochemie, Professor Staib, zu arbeiten, der natürlich dann auch in der Habilitationskommission saß.

Die Arbeit ging relativ zügig voran, insbesondere profitierte natürlich auch die Biochemie von den Ergebnissen. Ich habe die Arbeit dann selbständig zusammengefasst, nach Rücksprache mit meinem Chef, der in etwa den Standpunkt vertrat: Ich verstehe davon nichts, machen Sie Ihren eigenen Mist selber! Er war gegenüber diesen theoretischen Fächern nicht besonders aufgeschlossen, er behandelte auch Professor Staib wie einen Angestellten. Dieser musste, bevor das Thema angenommen wurde, vor seiner Tür wie ein Bittsteller warten, bis er ihn empfing. Das waren damals Situationen, in denen ich mich selbst für meinen Chef geschämt habe, wie er mit Menschen umging.

Schlussendlich war die Arbeit dann fertig. Sie musste ins Reine geschrieben, korrigiert und gedruckt werden, das musste man alles selber bezahlen. Dann war das Werk endlich fertig, man stand erwartungsvoll und mit klopfendem Herzen vor der Tür seines Chefs und übergab ihm stolz die Arbeit. Das war der erste Schritt zur Habilitation, nach etwa dreieinhalb Jahren Arbeit, täglich von morgens bis abends, zusätzlich zur üblichen operativen und stationären Arbeit als Arzt!

Man wusste ja dann auch gar nicht, wie das weitergehen sollte. Nach einer vorgeschriebenen Zeit trat dann eine Kommission aus zwölf Mitgliedern der medizinischen Fakultät zusammen; eines Tages, als ich in der Ambulanz Dienst hatte, wurde mir ziemlich überraschend mitgeteilt, um 11 Uhr trete die Habil-Kommission zusammen. Ich sah die Mitglieder in einem Konferenzraum verschwinden, das wurde alles geheim gehalten, und ich wusste, jetzt entscheiden die über deine Arbeit, ob sie akzeptiert oder verworfen wird. Es kam öfters vor, dass jemand jahrelang an seiner Habilitation arbeitete und dann wurde das Ergebnis in geheimer Absprache abgelehnt. Es kamen da verborgene und verschwiegene, man könnte böswillig sagen „mafiöse" Strukturen zum Vorschein, die über das wissenschaftliche Sein oder Nichtsein entschieden. Ohne Habilitation erhält man in der Regel keine der besseren Stellen als Chefarzt oder Ordinarius.

Die Kommission beriet sich in geheimer Sitzung, dann trennten sich die Wege dieser Leute wieder; und mein Chef teilte mir wohl mit, dass die Kommission zusammengetreten ist, aber das Ergebnis sollte ich erst später erfahren. Das bedeutete: schon wieder warten.

Dann kommt der große Tag, an dem Sie ins Büro des Chefs gerufen werden, der sagt: „Kommen Sie mal her", mein Chef war ja relativ burschikos, „also die Kommission hat entschieden, das Thema anzunehmen." Das bedeutet, durch die Annahme Ihres Themas können Sie sich mit dem Titel „Dr. med. habil." schmücken.

Die Prozedur ist damit aber noch lange nicht zu Ende. Jetzt kommt nämlich der Punkt, an dem Sie von der medizinischen Fakultät in einem Schreiben mitgeteilt bekommen, dass Sie in vier Wochen über eines von drei vorgegebenen Themen einen Vortrag halten müssen. Dieser Vortrag muss frei gehalten werden, er darf nicht länger als 10 Minuten dauern und Sie haben keinerlei Hilfsmittel wie Kreide oder Tafel zur Verfügung, Sie stehen im wortwörtlichen Sinn mit dem Rücken zur Wand und müssen vor der gesamten medizinischen Fakultät über ein Thema, das die Fakultät aus den drei verschiedenen Vorschlägen wählt, einen Vortrag halten.

Sie müssen sich also innerhalb von vier Wochen auf alle drei vorgeschlagenen Themen vorbereiten und die Fakultät sagt dann etwa vierzehn Tage, bevor der Vortrag zu halten ist: „Wir haben uns für dieses oder jenes Thema entschieden, bitte bereiten Sie sich darauf vor."

Dieses Vorgehen nennt sich „Aussprache vor der Fakultät“. Dafür hatte ich mir das Thema „Morbus Ormond im urologischen Bereich“ ausgesucht. Gott sei Dank gab es dazu ein Buch, mit dem man sich sehr gut vorbereiten und wirklich alles, was es dazu an Wissen gab, kurzfristig erwerben konnte.

Das Ergebnis der „Aussprache“ entscheidet darüber, ob Sie nicht mehr nur „Dr. med. habil.“ sind, sondern auch Privatdozent, das heißt, ob Sie auch die Lehrbefugnis erhalten. Da kam dann also ein Schreiben mit etwa dem Inhalt „Die Fakultät hat sich entschieden, Sie zu diesem Thema zu hören, Herr Dr. med. habil., Sie haben dann und dann dort und dort zu erscheinen. Seien Sie bitte pünktlich und reden Sie nicht zu lange.“ Das stand da alles wirklich so drin, ich habe mir dieses Schreiben seit damals aufgehoben.

Dann kommt der Tag. Sie arbeiten bis dahin wie ein Tier, Sie haben ja quasi nebenbei auch noch den ganzen Tag zu operieren, Patienten zu versorgen und dazu den Aufwand mit den wissenschaftlichen Arbeiten, Studenten und Krankenschwestern unterrichten und anderes.

Nun also der Termin in der Fakultät. Das war bei mir abends, man geht mit klopfendem Herzen hin; die Ordinarien, die Chefs der Fachabteilungen, also die „Ministerpräsidenten“ der Kommission, sitzen vor einem, man kannte sie schon durch die klinische Tätigkeit. Teilweise hatte man auch schon als Oberarzt mit ihnen operiert. Diese Leute saßen ganz gleichgültig da, begrüßten einen nicht mal richtig, kauten Kaugummi und tranken Coca-Cola. Da lagen die Dosen rum, das war wie bei einer eher langweiligen, Party. Vielleicht ist das ja Absicht. Nervensache. Man steht da wie einer, der erschossen werden soll, vor der Wand. Da wurde wahllos dazwischengerufen, es war unglaublich, wie es da zuging. Letzten Endes musste man einfach seinen Mann stehen: Man schaffte es oder man schaffte es eben nicht!

Das war im Herbst des Jahres 1979. Da war ich zwar noch relativ jung, aber ich hatte bei all meinen Prüfungen bereits die Einstellung „Friss oder stirb“ erworben. Ich wurde dann ganz kalt in meinen Emotionen, habe genaue Überlegungen angestellt, alles in Ruhe vorgetragen. Ich war damals gerade 34 Jahre alt und sollte dann mit 36 kommissarischer Direktor der Klinik werden.

Als der Vortrag beendet war, wurde nicht geklatscht oder, wie in akademischen Kreisen üblich, auf den Tisch geklopft; alle saßen da und starrten einen an. Dann wurde die Diskussion eröffnet, das war der gefährlichste Teil; ich wusste, sie konnten sich die abstrusesten Fragen ausdenken.

Meist kam die erste Frage vom Leiter des Fachbereichs, in meinem Fall also der Ordinarius für Urologie, Professor Dettmar. Mich fragte er zum Beginn eine relativ einfache Sache. Das Gemurmel ging weiter, mancher kam zwischendurch rein, mancher ging raus. Die zweite Frage, vom Lehrstuhlinhaber für Chirurgie, Professor Kremer. Der wollte wissen, wie häufig eine Operationsmethode, die wir angesprochen hatten, zu Misserfolgen führen könne. Da ich das relevante Fachbuch genau studiert, geradezu verinnerlicht hatte, konnte ich ihm auf den Prozentpunkt genau die Rezidivquote angeben. Das war dann auch schon alles.

Ich bekam also nur zwei Fragen gestellt, was sehr außergewöhnlich war. Normalerweise hackten sie auf dem Bewerber lange, fast lustvoll, herum. Dann hieß es: „Gehen Sie mal raus!“ Man wartete draußen als erwachsener Mann wie ein Schulkind, mit klopfendem Herzen, und wusste, jetzt wird in geheimer Abstimmung entschieden. Gedanken an geheime Femegerichte, die hinter verschlossenen Türen über Leben und Tod entscheiden, beschlichen einen. Endlose zehn Minuten wartete ich so, dann kam mein Chef heraus, Professor Dettmar. Mit hochrotem Schädel, er war Hypertoniker, kam er strammen Schrittes auf mich zu, streckte etwas steif die Hand aus und sagte knapp und unpersönlich: „Sie sind jetzt Privatdozent!“

Noch heute, wenn ich das hier aufschreibe, bin ich in der Erinnerung gerührt, weil das ein sehr emotionaler und entscheidender Moment in meinem Leben war. Ich habe meine Eltern und dann meine Frau angerufen, habe ihnen gesagt, dass ich jetzt Privatdozent sei. Das bedeutete, man hatte die Vorstufe zur Professur geschafft.

Manche müssen diese Aussprache wiederholen, weil sie durchfallen, und mancher ist dann definitiv nach drei- oder viermaliger Aussprache an dieser Hürde endgültig gescheitert. Man muss sich das mal vorstellen, was das für eine nervliche Belastung ist, noch dazu neben der schon nicht geringen Belastung im Arbeitsalltag eines Arztes.

Als Privatdozent kann man Doktoranden ausbilden, ich hatte acht davon. Man kann die urologischen Hauptvorlesungen halten, man kann leitender Oberarzt werden und man kann natürlich weitere wissenschaftliche Arbeiten erstellen und wird nach einigen solchen von der Fakultät zum außerordentlichen Professor gewählt.

Das oberste Ziel, das man in der Medizinischen Hierarchie erreichen kann, ist es, Ordinarius zu werden, also Inhaber eines Lehrstuhls an einer Universität mit der damit verbundenen Personalbefugnis und finanziellem Etat. Als kommissarischer Direktor der Düsseldorfer Universitätsklinik hatte ich dieses Ziel, zumindest zeitweise, erreicht. Ich kenne sozusagen als Komplementärmediziner beide Seiten der medizinischen Welt ganz genau; man kann mir kaum ein X für ein U vormachen!

Das ist also der Weg, wie man Mediziner und Professor wird. Ich glaube, dass wahrscheinlich nicht viele Menschen, die nicht im akademischen Betrieb drin stecken, das ganze Procedere genau kennen. Es war kein leichter Weg. Wenn man in einer medizinischen Fakultät nicht nur seinen Facharzt, sondern auch Karriere machen will, geht es da sozusagen „mit Hauen und Stechen“ zu. Hier herrscht eine strenge hierarchische Ordnung, die jede Einmischung von außen und jede Beeinflussung strikt ablehnt. Es ist ein Staat im Staat; es ist ein System, das ein Außenstehender wahrscheinlich gar nicht begreifen kann.

Dabei zählte auch die Person selbst: Ich kam aus einem ganz einfachen, aber soliden Umfeld. Es spielte eine große Rolle, woher jemand kam; da wurden ganz klar die Söhne von Professoren oder die Kinder von Vätern mit Titeln bevorzugt und ein Emporkömmling wie ich wurde sehr genau unter die Lupe genommen.

Ich hatte diese Dünkel schon früher in meinem Leben erfahren: Meine Eltern mussten ja aus dem Sudetenland flüchten und man hatte dadurch, völlig unschuldig und unverdient, den Makel als „Flüchtlingskind". Als vier- bis fünfjähriger Bub wuchsen für mich die Bäume nicht in den Himmel; Bananen und Orangen kannte ich nur aus Büchern, auch sonst ging es uns relativ schlecht. Ich habe erst kürzlich im Fernsehen eine Sendung gesehen, in der der bekannte Schauspieler Gerard Depardieu ein Restaurant zu günstigen Preisen in Paris eröffnete; dabei sagte er: „Na ja, für mich war in der Kindheit ein Stück gekochter Schinken das Paradies!" Das hat mich natürlich schlagartig an all das erinnert, was ich selbst erlebt habe. Mein Vater arbeitete in Mainz und brachte mir gelegentlich ein Brötchen mit, auf dem ein Stück gekochter Schinken drauf war. Das war auch für mich das Paradies. Ich schäme mich heute nicht, zu schildern, aus welch schwierigen Verhältnissen ich komme und welchen Willen und welche Kraft es gekostet hat, diesen Weg zu schaffen. Im Gegenteil, ich bin stolz darauf.

Wenn ich heute an meine drei Kinder denke, in welchen Verhältnissen sie groß geworden sind, mit welchen Chancen und Möglichkeiten (für die natürlich ich gesorgt habe), dann denke ich, dass sie es doch viel besser haben als ich damals. Vielleicht lesen sie ja auch dieses Buch.

Eine Klinik leiten

Ich leite heute die Tagesklinik für Biologische Krebstherapie in Düsseldorf. Mit den Erfolgen, dem Ruf und der Organisation dieser Einrichtung bin ich im Großen und Ganzen sehr zufrieden. Natürlich würde ich gerne noch mehr Patienten betreuen und vor allem mehr Kollegen meine Methode beibringen, so dass sie eines Tages mich überlebt und vielleicht in anderen Ländern und Kontinenten praktiziert wird. Aber jedes Haus, klein oder groß, hat eben gewisse Grenzen in seinen Möglichkeiten, das müssen wir wohl akzeptieren und dürfen dies nicht als Misserfolg oder Grund zur Unzufriedenheit betrachten.

Trotzdem habe ich immer wieder versucht, meine Tätigkeit in größerem Rahmen auszuüben und meiner Methode sozusagen eine bessere „Hebelwirkung“ zu geben. Alle diese Versuche sind bisher mehr oder weniger gescheitert. Ich gräme mich deswegen nicht und denke, dass die richtige Situation für mich und meine Arbeit eben noch nicht dabei war und eines Tages sich noch das Richtige ergeben wird.

Aus allen diesen Versuchen, im größeren Rahmen zu arbeiten, habe ich jedenfalls viel gelernt, sei es über Menschenkenntnis, kaufmännische Dinge oder das, was wir „Schicksal“ nennen. Manchmal hat man mir indirekt zu verstehen gegeben, ich sei kaufmännisch eher unbegabt.

Es gab zum Beispiel eine Geschichte, in der ich als Klinikleiter vorgesehen war. Eine Klinik für komplementäre Krebstherapie war da geplant, Professor Klippel hat auch Interesse daran gehabt. Man hatte immer wieder hoch wichtige Besprechungen mit einem Klinikbetreiber in der Nähe von Bielefeld, Lilje hieß der, da wurden endlose Gespräche geführt mit großen Hoffnungen bei allen Beteiligten.

Es gab ein riesiges leer stehendes Haus, einen ganzen Kliniktrakt mit Betten, Duschen und allem, was dazugehörte, da war alles schon drin, aber es wurde zum Schluss doch wieder verworfen, so dass mein großer Traum wieder einmal zerplatzte; mein Traum von einer großen Klinik, mit vielen qualifizierten Fachkräften, die meine Therapien ergänzend zur Schulmedizin durchführen. Das Projekt scheiterte letztlich an den Krankenkassen und daran, dass ich mich weigerte, in einer biologischen Klinik Chemotherapie zu machen, nur damit die Kassen die Kosten übernähmen.

Es war für mich eine große Enttäuschung: Man hatte mir schriftlich zugesagt, dass ich Leiter der komplementär-onkologischen Abteilung dieser Lilje-Klinik sein sollte. Alles war spruchreif, wir hatten uns mit Architekten, Bankleuten getroffen, das hatte ganz konkrete Formen angenommen, man hatte sein ganzes Herzblut, seine ganze Hoffnung dareingelegt. Aber dann, das weiß ich jetzt noch, als ob es gestern geschehen wäre: Ich war auf der Autobahn, auf dem Weg in den Urlaub, da war der Herr Lilje am Telefon und hat mir ganz kur und knapp beschieden, das Projekt lasse sich nicht realisieren. Ich hätte am liebsten den Wagen angehalten und wäre umgekehrt, so traurig und vor den Kopf gestoßen war ich, und auch etwas wütend.

Im Jahr 1997, ein Jahr, bevor ich das Krebszentrum in Bielefeld leitete, traf ich einen Herrn Wickert. Das war der Besitzer mehrerer Kliniken und er hatte großes Interesse an meiner Therapie. Er hatte auch ein Fachbuch verfasst mit dem Titel „Das Klinikkonzept der Zukunft“, das mir sehr gefiel, weil ich ja selber immer dachte, dass genau so etwas auf die Beine gestellt werden müsste. Wickert hatte für seine Klinik in Bad Nauheim genau das Konzept im Kopf, das auch ich mir vorstellte, mit einem angeschlossenen Zentrum für Komplementärmedizin. Man führte mir dort sogar die Räumlichkeiten vor, die für meine persönliche Verwendung vorgesehen waren!

Er wollte mich damals als Chefarzt dieser Abteilung einsetzen, ich wurde auch in seinem Buch als solcher vorgestellt. In diesem Buch wurden auch einige Artikel von mir ausführlich zitiert, etwa über die Enzym- und die Krebstherapie, die ich ja damals schon praktizierte. Das Buch war sehr aufwändig gestaltet, teilweise schrieb er selbst als Nicht-Mediziner klinische Beiträge. Das hat mich sehr gewundert, dass ein Laie über Schleifen-EKG oder ähnliche Dinge scheinbar fachkundig publiziert hat.

Die Klinik war wunderschön, sehr groß und modern. Was uns allerdings etwas stutzig machte, war Herr Wickert selber. Ich kann diese Episode hier ruhig erzählen, denke ich, es geschah alles vor Zeugen. Er hatte nämlich immer einen dicken und aufwändigen Ring am Finger, mit einem Saphir oder sonst einem teuren Stein drin; und er behauptet tatsächlich allen Ernstes, es gebe bestimmte Schwingungen im Menschen, die besondere Wirkungen hätten. Zum Beispiel habe sich dieser Stein nach und nach eigenständig an seinem Finger gebildet und das finde er ganz toll. Meine Frau war damals auch dabei und wir waren beide sprachlos. Wir haben von da an das ganze Projekt mit sehr viel Skepsis betrachtet.

Sie sehen, was mir auf dem langen und steinigen Weg zur Verwirklichung meines Traumes von einer komplementärmedizinischen Klinik alles begegnet ist; was ich alles in Kauf genommen habe, mit was für seltsamen Menschen, teils Exzentrikern, teils Scharlatanen, ich mich eingelassen habe. Man wird dann mit der Zeit doch etwas vorsichtig! Wäre ich Millionär, hätte ich meine Pläne längst selber in die Tat umgesetzt, ohne mich von fremden Menschen abhängig zu machen, die letztlich nicht die Vision, den Glauben und die Willenskraft für ein solch ein wichtiges Projekt aufbringen.

Ermutigend ist für mich rückblickend aber die Tatsache, wie bekannt meine Arbeit schon damals, Mitte der neunziger Jahre war, sonst hätte man mich wohl gar nicht dafür in Erwägung gezogen.

Das grundlegende Problem mit der Realisierbarkeit großer Komplementärkliniken habe ich natürlich nicht allein. Dass diese ohne die Subvention der Kassen oder einen privaten Investor nicht finanzierbar sind, ist klar. Zwar gibt es in Deutschland mehrere sogenannte „Biologische Kliniken“, zu denen habe ich meine eigene Meinung. Diese Meinung war der Grund, dass ich Angebote solcher Kliniken nie wahrgenommen habe. Ich wollte nicht einer von vielen sein, die biologische Therapie aus Kosten- und politischen Gründen sozusagen „verwässern“. Das ist in Deutschland ein riesiges Problem der Komplementärmedizin in größerem Rahmen: Man versteckt sich hinter der Schulmedizin, man macht Chemotherapie und andere Zugeständnisse an das herrschende System. In meinen Augen ist das, was dort gemacht wird, ein Alibi, Augenwischerei und Betrug am Patienten! Denn wenn er als letzte Hoffnung komplementäre Therapie in Anspruch nimmt und dann dabei Chemotherapie verabreicht bekommt, die er vorher auch schon erdulden musste, nur damit die Kassen das bezahlen, ist das ein Skandal!

Ich glaube, ganz weggesteckt habe ich diese beiden Klinikprojekte als Mensch noch immer nicht. Da steckte auch viel Herzblut meiner Frau drin. Damals hatte ich ja noch eine kleine Tochter und für uns war das auch eine existentielle Frage, das hing ja damit auch zusammen, wie der Beruf die Existenz sichert. Das waren ungeheure nervliche Ausnahmesituationen: Wann fällt endlich eine Entscheidung? Und wie? Wie geht es weiter? Da wurde man vertröstet, nochmal vier Wochen warten, und nochmal, die Hoffnung wurde immer wieder enttäuscht. Meine Familie hat auch sehr unter diesen Situationen gelitten.

Auch in Bielefeld war die Situation ähnlich: Dort hatten mich sechs Investoren für ein Klinikzentrum engagiert, die wollten mit meiner Therapie viel Geld verdienen. Es war ein Konsortium von verschiedenen Kollegen: Ein Apotheker, ein Zahnarzt und andere waren da dabei. Ich habe mich dann nach zwei Jahren von ihnen getrennt, die ganze Sache endete mit einem Prozess vor Gericht. Man hatte mir einen sittenwidrigen Vertrag aufgedrängt und wollte mich ausnützen. Diese Gesellschafter haben viel Geld an mir verdient, vor allem, nachdem ich meine Therapie in der Sendung „Fliege" vorstellen konnte, es kamen dann ungeheuer viele Patienten, kurz nachdem ich in Bielefeld angefangen hatte. Der Grund, warum ich den Weg über die Medien gehen musste, war das Werbeverbot für Ärzte. Es war uns als Ärzten streng untersagt, Patienten öffentlich zu informieren, sei es über Zeitungen oder andere Medien. Durch die Konstruktion dieser Gesellschaft damals konnten andere im Namen ihrer GmbH für mich werben, die Medien informieren und meine Vorträge ankündigen. Gott sei Dank hat diese Situation dann nur noch zwei Jahre gedauert, dann konnte man selber Vorträge ankündigen und ich konnte es selbst in die Hand nehmen, die Therapie bekannt zu machen.

Diese Zeit in Bielefeld war eine Zeit von Demütigungen, Leid und Not; zwei Jahre lang war ich von meiner Familie getrennt, mit dem drohenden Verlust der privaten Existenz und des privaten Glücks. Heute, nach über zehn Jahren, ist das verjährt und man kann ruhig ein Wort drüber verlieren, was im Unterbewusstsein noch immer in mir schlummert und mir manchmal noch Alpträume verursacht.

Die Liste meiner bisher vergeblichen Bemühungen ist damit aber noch nicht vollständig: Es gab in Bad Wildungen eine Rehabilitationsklinik, die sich mit urologischen Fragen beschäftigte, die Roth'schen Kliniken. Die hatten mich und einen Kollegen damals gebeten, ein Klinikkonzept zu erarbeiten. Ich wurde eingeladen, bekam ein Sprechzimmer eingerichtet, mein Name wurde daraufgeschrieben, und ich hielt Sprechstunden ab. Das war in der Zeit, als ich in Bielefeld war, da habe ich parallel dazu in Bad Wildungen gearbeitet.

Im Kellerraum hatten sie schon eine eigene Abteilung für meine Therapie eingerichtet, komplett mit Türschild „Biologische und komplementäre Krebskliniken Roth“. Ich hatte damals schon einige Prostata-Wärmetherapien durchgeführt, noch nicht mit dem Oncotherm-Gerät, sondern mit einem damals ganz modernen Gerät der Firma Bruker, das war ein französisches oder belgisches Unternehmen.

Wir haben dann ein Klinikkonzept erarbeitet, das Roth von uns übernommen hat: Welche Einheiten geschaffen werden müssten, um eine effektive Klinik zu betreiben. Leider Gottes hat im Rahmen des Sterbens der Reha-Kliniken auch diese Klinik keinen Bestand gehabt. Ich bin damals sehr oft gependelt, oft Mittwoch nachmittags oder freitags, habe dort übernachtet und war für die Patienten auch nachts erreichbar. Morgens habe ich dann bei einigen auch Visite gemacht. Das waren die ersten Anfänge eines praktischen Klinikalltages, wie ich ihn mir vorstellte, auch wenn das leider dann aus kaufmännischen Gründen aufgegeben werden musste.

Soweit ich mich erinnern konnte, hatte Herr Roth auch damals schon ein Ganzkörper-Hyperthermiegerät zur Verfügung. So konnten wir hier beginnen, mein Konzept umzusetzen. Wir haben auch erste Mistelinfusionen gegeben, was ich ja schon lange Zeit vorher gemacht hatte, aber diesmal passierte dies in einem klinische Rahmen.

Das Projekt scheiterte auch daran, dass von den Kassen keine Kostenerstattung zugestanden wurde, dass die Patienten die Behandlung privat zahlen mussten und sich das mit dem ganzen Reha-Konzept, das über die Kliniken läuft, abwicklungstechnisch nicht vereinbaren ließ.

Die Kliniken Roth gibt es ja meines Wissens heute leider nicht mehr; aber meine Zeit dort war sehr viel versprechend, es gab eine Zeit lang die richtige Ausrüstung, viele Patienten, Finanzierung durch die Kassen – durch das Sterben der Reha-Kliniken war das Modell dann nicht mehr haltbar.

Aber die Zeit geht weiter und die Geschichte schreitet voran, auch meine persönliche: Es gibt international neue Ansätze für Aktivitäten, bei denen Ärzte ausgebildet werden, die meine Therapie erlernen könnten. Ich habe vor kurzem ein Angebot bekommen von einer medizinischen Organisation in Malaysia, die ein Beratungskonzept nachgefragt hat. Es gibt bereits eine detaillierte Aufstellung über Medizinbedarf und die allgemeine Situation in verschiedenen Teilen von Malaysia; es ist mir angeboten worden, dass ich dort Ärzte ausbilde, die dort diese Therapie klinisch anbieten würden. Es gibt hier offensichtlich einen großen Bedarf, es kommen Menschen aus vielen Ländern nach Malaysia, auch aus arabischen Ländern, um sich behandeln zu lassen. Durch meine früheren Erfahrungen bin ich natürlich in diesen Dingen etwas vorsichtig geworden!

Auch rückblickend gibt es natürlich einige Dinge, die gut gelungen sind und an die man gerne zurückdenkt. Eine Entwicklung, an der ich in der Forschung maßgeblich beteiligt war, war zusammen mit dem Institut für Physik in Münster: das sogenannte Schienenproblem; es tritt auf, wenn die Niere gestaut ist, entweder dadurch, dass der Harnleiter von außen durch einen Tumor oder einen Knoten eingedrückt wird, oder auch bei einer gutartigen Verengung des Harnleiters. In solchen Fällen kann man Kunststoffschienen, sogenannte „Pigtails" oder Schweineschwanzschienen, einführen. Diese sind dank unserer Entwicklung heute so beschichtet, dass sie ein halbes Jahr und manchmal noch länger liegen können. Früher musste man sie aufgrund ihrer schnellen Inkrustation durch verschiedene Ablagerungen häufiger wechseln, etwa alle vier Wochen. Diese Entwicklung hat zum Teil eine Doktorandin von mir vorangetrieben; andere Aspekte habe ich in eigenen wissenschaftlichen Untersuchungen behandelt, die ich damals mittels eines Aquariums und einer Schiene durchgeführt habe. Das Aquarium wurde auf

Körpertemperatur erhitzt und simulierte einen menschlichen Organismus, wodurch ich damals bahnbrechende Untersuchungen durchführen konnte.

Ich kann heute wohl wie jeder andere Mensch auch auf Erfolge wie auf Misserfolge in meinen Bemühungen zurückblicken; ich bin froh darüber, dass ich in der privilegierten Lage bin, meinen Mitmenschen durch meine Arbeit in lebensbedrohenden Situationen zu helfen. Und ich denke, dass ich in meiner Geschichte und meiner Laufbahn noch lange nicht am Ende stehe, sondern mittendrin. Ich lerne immer noch und ich bin immer noch dankbar.

Über meine Arbeit und meine Philosophie

Ich fühle mich verpflichtet, mit Ihnen einige Gedanken darüber zu teilen, warum ich meine Arbeit als Arzt mache, woran ich glaube und was die Beweggründe meines Handelns in der täglichen Arbeit sind.

Nach meinem Verständnis ist ein Arzt kein „Automechaniker für Menschen", sondern jemand, der sich ganz bewusst dafür entschieden hat, seinen Mitmenschen zu helfen. Wir Ärzte haben, ungeachtet unserer Fachrichtung, für den ganzen Menschen da zu sein, nicht nur für einzelne Organe oder Körperteile. Wenn Sie dieses Buch (oder eines meiner anderen Bücher) gelesen haben, werden Sie verstehen, dass gerade auch in der Krebstherapie der Ansatz, „Einzelteile zu reparieren", fast immer scheitert und ich denke, in vielen anderen medizinischen Fachrichtungen ist es genauso.

Der griechische Philosoph Platon hat, meiner Meinung nach vordergründig etwas zu pessimistisch geschrieben: „Der Körper ist das Grab der Seele." Was er damit gemeint hat, ist, dass die Seele für sich eigenständig existiert und am Ende des Lebens von den Widrigkeiten und Einschränkungen des körperlichen Lebens befreit wird. Er hat damit aber auch gemeint, dass der Körper gleichsam die Wohnung der Seele ist, wenn auch vorübergehend. Diese Betrachtungsweise gefällt mir besonders gut; aus ihr folgt nämlich zwingend, dass wir verpflichtet sind, unseren Körper zu respektieren und gut zu behandeln, um die Wohnstatt unserer Seele nicht zu beschädigen.

Andersherum formuliert hat es 500 Jahre später der römische Dichter Juvenal mit den Worten „Orandum est, ut sit mens sana in corpore sano.“ Entgegen der landläufigen heutigen Halbbildung hat er damit nicht behauptet, dass der Körper gesund sein muss, damit ein gesunder Geist drin wohne; die wirkliche Bedeutung dieses Zitates ist es, dass man die Götter um nichts bitten soll außer um körperliche und geistige Gesundheit; mit den kleinen Alltagssorgen soll man gefälligst nicht die Götter belästigen, sondern sich selber darum kümmern.

Wenn die Menschen also ihren Körper achten müssen, dann ist es die Aufgabe von uns Ärzten, ihnen dabei zu helfen und das zu tun, was sie nicht selber tun können. Was sie selber tun können, ist allerdings eine ganze Menge: Vor allem ist jeder Mensch dafür verantwortlich, sich genügend zu bewegen und sich gesund zu ernähren!

Ich bin vielleicht etwas vorbelastet, was die ethische Verantwortung als Arzt betrifft. Derjenige meiner Lehrer, den ich am meisten bewundere, war mein Doktorvater Professor Fritz Kümmerle, der Chef der Chirurgie in Mainz und ein weltberühmter Pankreaschirurg. Er hat während seines Berufslebens nicht nur technisch und organisatorisch Erstaunliches geleistet; er war auch einer der führenden Vordenker auf dem Gebiet der ärztlichen Verantwortung und Ethik. Bei seiner Abschiedsvorlesung im Jahr 1985 sagte er: *„Zwischen Wissen und Gewissen, zwischen Technik und Humanität muss hinzukommen die Zuwendung des Samariters, der Zeit hat für die Hilfesuchenden am Wegesrand – eine Einstellung, die ebenso zeitlos ist, wie Gesundheit und Krankheit.“* Und noch 2007, über 90 Jahre alt, hielt er einen richtungsweisenden Vortrag zum Thema „Medizin und Gewissen“ am Universitätsklinikum in Mainz. Darin stellte er dar, welche Rolle das Gewissen für den Arzt in seiner Arbeit spielt und womit er konfrontiert ist, wenn er Entscheidungen im Sinne seiner Patienten treffen muss.

Professor Kümmerle hat für mich den Grundstein meines Selbstverständnisses gelegt, eine Überzeugung, dass der Patient kein Kunde ist, der uns einen Reparaturauftrag erteilt, sondern dass wir eine ganzheitliche Verantwortung für eben diesen Patienten, diesen Menschen, übernehmen.

Tue Gutes und rede darüber

Eine der größten Aufgaben, die ich mir selber gestellt und seit langer Zeit noch immer nicht zufriedenstellend gelöst habe, ist die Information aller Menschen über meine Arbeit. Ich glaube fest daran, dass ich nicht nur kranken Menschen helfen muss, sondern gleichermaßen verpflichtet bin, an alle, die es hören wollen, mein Wissen darüber weiterzugeben, damit sie mit Zuversicht und Kompetenz Verantwortung für ihr Leben und ihre Gesundheit übernehmen können. Um es mit dem Gleichnis vom Sämann aus dem Markus-Evangelium zu sagen: „Wer Ohren hat, zu hören, der höre!"

Wissen an Ärzte weiterzugeben, ist vergleichsweise einfach: Fachzeitschriften, Kongresse und Lehrtätigkeit bieten geordnete Wege, unter Kollegen Erfahrung, Wissen und Einsichten auszutauschen. Die gesamte restliche Bevölkerung zu informieren, ist für einen Arzt weit schwieriger. Wie mache ich neue Therapien bekannt? Ärzte dürfen bekanntlich keine Werbung betreiben. Das ist grundsätzlich eine richtige Idee; niemand wollte als Patient gerne der belästigenden, lauten, oft unwahren und marktschreierischen Propaganda ausgesetzt sein, die beispielsweise Käufer von Autos oder Waschmittel erdulden müssen.

Aber wie sollen wir nun über die Möglichkeiten berichten, die sich durch neue Forschungen und Technik für schwer kranke Menschen bieten? Ich investiere viel Geld, Arbeit und Freizeit in

Vorträge im gesamten Bundesgebiet. Ich bezahle dabei aus eigener Tasche für die Vortragssäle, meine Assistenten, die Reisespesen und die Inserate, die diese Vorträge ankündigen; ich verlange selbstverständlich keinen Eintritt dafür. Die Tantiemen aus meinen Büchern investiere ich regelmäßig in die Arbeit der Redaktions- und Forschungsassistenten, die mir dabei helfen, und in die Vorarbeiten für neue Bücher.

Das alles sehe ich nicht als „Werbung", sondern ich erfülle damit die Verpflichtung, nicht nur so gut zu arbeiten, wie es mir möglich ist, sondern jedem, der unsere Hilfe benötigen könnte, die Möglichkeit zu geben, sich darüber zu informieren. Oft muss ich lachen, wenn manche Menschen denken, man müsse sehr wohlhabend sein, wenn man als Arzt derart in der Öffentlichkeit steht. Diese Öffentlichkeit bringt kein Geld ein, sie kostet Geld. Aber ich denke, dass dies für einen guten Zweck angelegt ist.

Weil wir gerade beim Thema „Geld" sind: Leider gibt es noch immer keine oder fast keine Kostenerstattung für die Biologische Intensiv-Therapie durch die gesetzlichen Krankenkassen; die privaten Kassen hingegen zeigen sich immer mehr geneigt, für diese Therapie Leistungen zu erbringen. Wir kämpfen für unsere Patienten regelmäßig um die Kostenerstattung und bearbeiten oft bis zu zehn diesbezügliche Anträge pro Woche. So ein Kostenübernahmeantrag umfasst in der Regel etwa fünf bis sechs Seiten; es wird darin die genaue Situation des Patienten geschildert und die Notwendigkeit der komplementären Behandlung dargelegt.

Man muss durchaus die privaten Versicherer immer wieder an ihre diesbezüglichen Pflichten erinnern, obwohl es für solche Fälle bereits eine Anzahl von Urteilen der Sozialgerichte gibt. Diese Verpflichtung zur Beihilfe besteht immer dann, wenn keine andere adäquate Lösung für die Heilung der Krankheit zur Verfügung steht oder in Aussicht ist; wenn also die schulmedizinischen Maßnahmen voll ausgeschöpft sind, können und müssen auch Verfahren angewendet werden, die noch nicht allgemein medizinisch anerkannt und kassenrechtlich zugelassen sind.

Diese Kostenübernahme kann für einfache und relativ harmlose Mittel, wie zum Beispiel Brennnessel-Präparate, aber auch für komplexe und umfangreiche Behandlungen gewährt werden.

In sehr vielen Fällen übernehmen die privaten Krankenkassen die Kostenzusage erst aufgrund meiner fachlich begründeten Intervention; manchmal wirkt es Wunder, wenn vom Fachmann die Zulässigkeit und Notwendigkeit einer „fachkomplementären urologisch-onkologischen Therapie“, wie wir es meist formulieren, stichhaltig begründet wird.

Bitte hier unterschreiben!

Die Sorgfaltspflicht, die wir gegenüber unseren Patienten haben, gebietet uns, sie beim Unterschreiben der Einverständniserklärung in meine Therapie darauf hinzuweisen, dass es auch die Möglichkeit einer Operation, einer Strahlen- und Chemotherapie, einer Hormonblockade und anderer schulmedizinischer Behandlung gibt. Dies, obwohl zu uns ja viele Patienten kommen, die eben diese Behandlungen nicht mehr wünschen!

Wäre es nicht eigentlich ein Gebot der Fairness, dass Patienten in großen Kliniken vor der herkömmlichen Behandlung schriftlich darüber aufgeklärt würden, dass es auch die Möglichkeiten der Komplementärmedizin gibt? Aber das wird wohl nie passieren.

Vorläufer und Nachfolger

Kein Mensch ist ganz für sich alleine; weder im Privatleben noch in seinem Beruf. Jeder hat Kollegen und Widersacher, Mentoren und Neider, Vorbilder, Lehrer und Schüler.

In diesem Sinne gerate ich oft ins Grübeln und stelle mir die Frage, wer später einmal meine Arbeit weiterführen soll. Ich bin in einem Alter, in dem so mancher bereits seine Rente genießt, und denke zwar noch keineswegs ans Aufhören, aber ich habe ehrlich gesagt keine Perspektive, wer die Therapie, die Forschung und die Informationstätigkeit übernehmen soll, wenn ich einmal nicht mehr die Kraft dafür aufbringe. Es müsste eine Persönlichkeit sein, die die richtige Vorbildung hat, Begeisterung für die Sache aufbringt und so wie ich selber mit seiner ganzen Persönlichkeit hinter der Idee der Biologischen Intensiv-Therapie steht.

Ich habe zum Beispiel so gut wie alle Heilverfahren, die ich verwende, im Selbstversuch ausprobiert. Einiges, wie die transurethrale Prostathermie, kam mir wegen einer harmlosen Prostatavergrößerung gut gelegen, anderes, wie die Ganzkörper-Tiefenwärme, ist für einen gesunden Menschen relativ unangenehm.

Die Anwendung von Selbstversuchen hat an der vordersten Front der Medizin ja eine große Tradition. Vor 200 Jahren forderten noch viele prominente Mediziner, dass ein seriöser Forscher vor der Erprobung neuer Mittel an Patienten diese zuerst an sich selber anwenden müsse, bevor er das Leben anderer gefährde.

Das wurde auch wirklich so praktiziert: Im 18. Jahrhundert injizierte sich ein englischer Chirurg Erreger eines Gonorrhoe(Tripper)-Patienten in den eigenen Penis und erkrankte daraufhin nicht nur daran, sondern gleich auch an Syphilis. Der australische Nobelpreisträger Marshall infizierte sich noch 1984 selber mit Helicobacter pylori, dem Erreger für Magengeschwüre, und heilte sich anschließend selber durch Antibiotika. Ein anderer Nobelpreisträger namens Forßmann schob sich selber 1929 über eine Vene im Arm einen Katheter ins Herz und ging damit in das Physiologische Institut der Universität Mainz und mehrere Treppen hinauf zur Röntgenkontrolle! Heute sind intrakoronare Katheter zur Gefäßweitung und für bildgebende Verfahren Routine.

Einer dieser Kollegen hat so wichtige Arbeit geleistet, an die unsere eigene Arbeit fast nahtlos anknüpft, dass ich ihm einige Seiten in diesem Buch widmen möchte.

Es handelt sich dabei um Prof. Dr. Ernst Krokowski, der von 1926 bis 1985 gelebt hat. Er war ein durchaus konservativer Mediziner und leitete das Röntgeninstitut und die Strahlenklinik im städtischen Krankenhaus Kassel. Falls Ihnen der Name irgendwie bekannt vorkommt: Sein (erfundener) Namensvetter ist einer der leitenden Klinikärzte in Thomas Manns Roman „Der Zauberberg".

Professor Krokowski war gewiss kein Querkopf, Revoluzzer oder Außenseiter der medizinischen Wissenschaft. Er war selber als Radiologe ein Teil des schulmedizinischen Systems und der Tradition der Tumortherapie, und doch hat er über lange Zeit mit Akribie und wissenschaftlicher Präzision die erschreckenden Fakten über den Stillstand und die amtlich festgeschriebenen Irrwege in der Diagnose und Therapie vieler Krebsarten zusammengetragen. Er hat diese Erkenntnisse über fast ein Jahrzehnt in einer Vielzahl wissenschaftlicher Artikel in Fachzeitschriften veröffentlicht, meist in der „Medical Tribune".

Der viel beachtete Auftakt seiner Veröffentlichungen war ein Vortrag, den er 1978 vor der Deutschen Akademie für Medizinische Fortbildung hielt. Darin zeigte er den bedauerlichen Stand oder vielmehr Stillstand der damaligen Krebsmedizin auf. An fast allen seiner Feststellungen hat sich in den mehr als 30 Jahren, die seither vergangen sind, so gut wie nichts geändert! Hier sind die wichtigsten seiner Thesen aus seinem Vortrag und seinen Artikeln:

- **Die Überlebensraten haben sich seit den fünfziger Jahren nicht verbessert, obwohl riesiger Aufwand in Forschung und Entwicklung getrieben wurde (dieser Zustand hat sich auch in den 30 Jahren nach der Postulierung seiner These nicht verändert).**

- **Die palliative (schmerzstillende) Behandlung ist auf dem richtigen Weg, die kurative (heilende) Behandlung tritt auf der Stelle.**

- **Schnelle Operation bringt fast immer für eine Weile „saubere" Befunde, nach zwei Jahren häuft sich voraussagbar das Auftreten von (erkennbaren) Metastasen. Zwei Jahre sind ein Mittelwert, abhängig von der Art des Tumors.**

- **30% bis 90% der auftretenden Metastasen entstehen durch die Operation des Primärtumors. Prof. Krokowski bezeichnete diese daher als „provozierte Metastasen".**
- **Daher kann frühe Erkennung und Entfernung von Tumoren die Krankheit verschlimmern und/oder beschleunigen.**

- **Das Streuen von Krebszellen im Körper und die Entstehung von Metastasen kann aber nicht nur durch Operation, sondern auch schon im Stadium der Diagnose ausgelöst werden, wenn aggressive Diagnoseverfahren wie zum Beispiel mehrfach wiederholte Biopsien angewandt werden.**

- **Um zu beurteilen, ob die konservative Therapie eines Tumors die Krankheit heilen oder verschlechtern kann, muss man drei Dinge beachten: Die Streufähigkeit der vorliegenden Tumorart, die derzeitige Größe des Tumors und den Zustand des Immun-**

systems. Dazu gab es schon damals eine interessante Beobachtung, sowohl bei Patienten als auch im Tierversuch: Metastasen können auch durch Operationen hervorgerufen werden, die wegen anderer Erkrankungen vorgenommen werden. Das bedeutet, dass einfach die Belastung durch Operation und Vollnarkose das Immunsystem schwächt und dadurch die Widerstandskraft gegen das Krebsgeschehen herabsetzt!

- Es kann also als bewiesen angesehen werden, dass die gängige Behandlung ihren Misserfolg in sich selbst trägt. Ein Anhaltspunkt dafür ist der stets konstante Erfolg beziehungsweise Misserfolg der gebräuchlichen Behandlungsmethoden.

- Nur 20 Prozent der Patienten sterben am Primärtumor, 80 Prozent an später auftretenden Metastasen (auf diese grundlegende Tatsache habe auch ich meinem ersten Buch „Rebell gegen den Krebs" hingewiesen).

- Vor der Beseitigung eines Primärtumors (auch eines früh erkannten) sollte zuerst eine vorbeugende Behandlung gegen die Bildung von Metastasen durchgeführt werden. Dafür gibt es vier Möglichkeiten (dies war der Stand der Forschung von 1978): Aggregationshemmer, Verkleinerung des Tumors vor der Operation, etwa durch Bestrahlung, Anregung des Immunsystems, verschiedene neue Substanzen, die damals (in den 70er-Jahren) neu geprüft wurden.

- Die oft praktizierte Entfernung von Lymphknoten ist unnötig und wahrscheinlich auch schädlich für die Immunabwehr (Anm.: Heute kann man durch MRT feststellen, ob Lymphknoten befallen sind!)

- **Die Vertreter der einzelnen Behandlungskomponenten müssen enger zusammenarbeiten; vor allem aber müssen sie einsehen, dass die bisherigen Behandlungskonzepte versagt haben, und gemeinsam neue Wege suchen.**

Diese hervorragend belegten und seriös formulierten Thesen dieses besonnenen und systematischen Mediziners wurden vor über 30 Jahren formuliert und auf breiter Basis, sowohl bei Kongressen als auch in renommierten Journalen, veröffentlicht.

Geschehen ist seither in dieser Richtung so gut wie nichts, eigentlich gar nichts. Die gut bewiesenen Theorien, dass eine große Zahl der auftretenden Metastasen durch vorschnelle Operationen und aggressive Diagnosemethoden hervorgerufen werden, haben keinerlei Auswirkungen in der Praxis der Tumordiagnose und -therapie hinterlassen; ich muss auch anzweifeln, dass heutzutage überhaupt noch jemand davon weiß.

Genau genommen hat Professor Krokowski zwar die Lage der Probleme in der Onkologie höchst genau dargelegt, aber keinen konkreten Lösungsansatz vorgelegt. Ich darf mir an die Fahnen heften, in der Nachfolge seiner Forschungen, in dem uns zur Verfügung stehenden Rahmen, als einer der Ersten die Konsequenzen aus seinen Aussagen gezogen und praktisch umgesetzt zu haben.

Professor Krokowski war ein Mensch, der nicht vorschnell, plakativ oder effekthascherisch agierte; so richtet er zum Beispiel 1978 einen offenen Brief an den damals sehr populären und streitbaren „Krebs-Revoluzzer“ Professor Julius Hackethal, dessen Klinik ich nach seinem Tod eigentlich hätte leiten sollen. In diesem Brief warf Krokowski Hackethal vor, zugunsten einer besseren Wirkung in der Öffentlichkeit bewusst die detaillierte wissenschaftliche Arbeit zu vernachlässigen, Patienten zu verunsichern und die Diskussion mit wissenschaftlichen Fachgremien zu vermeiden. Diese Meinung teile ich im Übrigen zum Teil auch.

Ich bin froh und stolz, die theoretische Arbeit dieses verdienten Kollegen, dessen Wirken vor meiner Zeit lag, heute in meiner praktischen Arbeit fortsetzen zu dürfen. Viele seiner Erkenntnisse konnten wir durch unsere Arbeit bestätigen oder zum Wohl unserer Patienten nutzen.

Hans-Hermann Dubben

Ähnliche Gedanken und Erkenntnisse, wenngleich von einer ganz anderen Ecke aus angedacht, liefert der Biophysiker und Strahlenbiologe Dr. Hans-Hermann Dubben, der an der Universität Hamburg lehrt. Er ist der Autor einer interessanten Broschüre mit dem Titel *„Unausgewogene Berichterstattung in der medizinischen Wissenschaft"*. Diese befasst sich mit dem Phänomen der „publication bias", das bedeutet unausgewogene Berichterstattung in der Wissenschaft, die zu einer Fehleinschätzung der wissenschaftlichen Realität und im Allgemeinen zu einer Überschätzung von Therapieerfolgen führt. Sein weiteres Spezialgebiet ist die Analyse von Irrtümern und Trugschlüssen in der medizinischen Forschung.

Zu letzterem Thema hat er vor kurzem im „Lancet" die Aufsehen erregende These aufgestellt, dass die viel propagierte Früherkennung von Brust- und Prostatakrebs nur wenigen Menschen nützt, aber vielen schadet. Er wies nach, dass von 200.000 untersuchten Männern nur 75 mit Prostatakrebs diagnostiziert wurden. In der Folge wies er darauf hin, dass es bei älteren Männer oft nicht zielführend sei, diesen zu behandeln und dass die Behandlung nicht nur sehr oft zu Impotenz und Inkontinenz führt, sondern auch das Leben von Männern verkürzen kann, die sonst ohne Wissen um den Tumor irgendwann an einer anderen natürlichen Todesursache gestorben wären. Eine ähnliche Darstellung der Tatsachen habe ich in meinem Buch *„Die Wahrheit über Prostatakrebs“* gegeben.

Über meine Patienten

Bei meiner Arbeit geht es gar nicht um die Dinge, die auf den ersten Blick vielleicht im Mittelpunkt dieses Buchs stehen: Es geht nicht in erster Linie um neue Therapiemethoden, es geht nicht in erster Linie um die Forschung, es geht nicht in erster Linie um möglichst genaue und schonende Diagnoseverfahren.

Es geht bei meiner Arbeit als Arzt immer zuerst um die Patienten. Darum, was sie fühlen und was in ihnen vorgeht, was in ihrem Körper passiert, was sie hoffen und was mir möglich ist, als Arzt für sie zu tun.

Die besten Medikamente, die neuesten Geräte, die teuersten Forschungen, das alles ist völlig sinnlos, wenn es nicht dem entspricht, was der Patient braucht.

Ich habe leider den Eindruck, dass in der Medizin, und vor allem in der Krebstherapie, nicht alle meine Kollegen so denken wie ich. Wenn Sie in der Zeitung oder im Fernsehen von den neuesten Errungenschaften der Onkologie hören oder lesen, wird Ihnen vielleicht auffallen, dass es dabei immer, wirklich immer, nur um neue Medikamente, Studien oder wissenschaftliche Thesen geht. Nie geht es um den Menschen, um den Patienten; dieser wird im wissenschaftlichen Denken und in der öffentlichen Meinung auf seinen Tumor reduziert.

Die einzige Ausnahme gilt in der Berichterstattung für prominente Krebsopfer, weil mit deren Schicksal Quoten im Fernsehen und Auflagen der Zeitungen erhöht werden, also Geld verdient wird.

Während ich dieses schreibe, wird gerade über den Krebstod des österreichischen Sport-, Musik- und Filmidols Toni Sailer berichtet. Dieser hatte in seiner Jugend alles an Begabung und Glück, was ein Mensch sich nur wünschen kann. Mit Mitte zwanzig hatte er alles erreicht, was man als Sportler, Musiker und Schauspieler erreichen kann; später diente er Jahrzehnte lang seinem Sport und seiner Heimat.

Doch auch ein solcher „Liebling der Götter" war nicht gegen die Geißel der Krebserkrankung gefeit. Seit 2005 litt er nacheinander an einem Gehirntumor, einem Zungenkarzinom, Prostatakrebs und zuletzt Speiseröhrenkrebs. Noch im Januar 2009 wurde er, begleitet von optimistischer Berichterstattung in den Medien, nach einer Chemotherapie als geheilt nach Hause entlassen. Sieben Monate später war er tot.

Die Wahrheit ist: Jedes Schicksal der unbekannten und namenlosen Patienten, über die niemand öffentlich berichtet, ist genau so tragisch. Jede Familie leidet genau so unter der schweren Krankheit und dem Tod eines geliebten Menschen.

Sogar für die betroffenen Menschen selber ist es oft unmöglich, über ihre Krankheit zu sprechen. Ich erlebe immer wieder, dass Menschen scheinbar ihre Sprache verlieren, wenn es um sie selbst geht, dass sie mir wortlos ihre Papiere über den Tisch schieben.

Oder sogar den Ehepartner vorschieben, damit dieser mir erklären soll, was bisher geschehen ist. Ganz so, als wollte man sich damit nicht beschäftigen, dem Schicksal und der Krankheit ausweichen.

Ich kann es mir genau vorstellen: Es muss grauenhaft sein, die Diagnose „Krebs" gestellt zu bekommen. Wie muss man sich dabei fühlen? Ich erlebe täglich, dass jeder damit anders umgeht. Manche versuchen, jedes Gefühl zu unterdrücken, andere reagieren hysterisch, manche ergeben sich stumm in ihr Schicksal. Viele Patienten sind gegenüber dieser Diagnose und auch gegenüber den Dingen, die dann mit ihnen angestellt werden, völlig hilflos.

Wenn man dann nachfragt und sie auffordert, sich auszusprechen und sich mit mir darüber zu unterhalten, erntet man oft nur Sprachlosigkeit.

Wenn man denn einmal ins Gespräch kommt, höre ich sehr oft: „Ich wurde meinem Schicksal überlassen." Die Patienten fühlen sich von der Schulwissenschaft in vielen Fällen verlassen. Sie werden reflexartig, oft ohne individuelles Eingehen auf ihre Situation, operiert, es gibt kaum sinnvolle Nachsorge, keine Aufklärung; es wird sozusagen am Fließband operiert und Chemotherapie betrieben.

Manchmal ertappe ich mich selber dabei, meine Patienten in immer wiederkehrende Typen einzuteilen, denen ich für mich selber Namen gebe; dadurch kann ich vielleicht besser mit ihrer Situation umgehen. Da ist zum Beispiel der *„Tapfere Patient"*: Ein junger Türke mit einem Myelosarkom. Er hat 18 Metastasen auf einer und 28 auf der anderen Seite, er wurde bestrahlt, im Gesicht operiert, Teile eines Lungenflügels sind ihm entfernt worden. Wenn ich ihn sehe, sitzt er dann ganz entspannt vor mir und erzählt, dass er immer noch Sport treibt und dass es ihm gut geht.

Wenn ich solche Menschen sehe, bin ich manchmal fassungslos und kann nicht glauben, dass jemand mit solchem Gleichmut sein Schicksal ertragen kann.

Die Belastung der Patienten überträgt sich ja durchaus auch auf den Arzt. Man ist täglich diesem Leid ausgesetzt, spürt die Angst der Menschen. Man erfährt so viel Böses, dass man sich manchmal fühlt, als hätte Gott die Büchse der Pandora für einen persönlich geöffnet.

Ein anderer Typ ist der *„Hinterlistige Patient"*: Er horcht andere Patienten im Wartezimmer aus, versucht das eigene Leid gegen das der anderen auszuspielen und prahlt mit seiner angeblichen Sachkenntnis der einzelnen Behandlungsmethoden.

Das führt uns zum *„Fachkundigen Patienten“*: Vor allen Dingen Ingenieure fallen in diese Kategorie und machen uns nur wenig Freude, weil sie ungefragt weltfremde Verbesserungsvorschläge zur Medizintechnik unserer Behandlungen anbieten, die medizinisch, rechtlich und technisch nie umgesetzt werden könnten.

Auch häufen sich in letzter Zeit irgendwie die Fälle, in denen Patienten behaupten, sie könnten ein MRT interpretieren und mich mit ernster Miene darauf hinweisen, dieses oder jenes sei eine Narbe oder gar ein Karzinom. In Wirklichkeit ist es ihre Blase.

Ich glaube, Fürwitz und Unwissen nehmen in letzter Zeit immer mehr überhand, ich weiß auch nicht, woher das kommt. Vermutlich durch das Halbwissen, welches im Internet und in Boulevardblättern freigebig verbreitet wird oder durch die Selbsthilfegruppen, in denen statt Selbsthilfe Verwaltung der Krankheit durch Vereinsmeierei geboten wird.

Verstehen Sie mich bitte nicht falsch: Alle diese Menschen sind für mich schwer kranke Menschen, deren Behandlung und Heilung mir anvertraut ist. Ich weiß, dass sich in ihrem Verhalten die Angst, die Unsicherheit und der Druck ausdrücken, die ihnen die Krankheit aufbürdet. Für mich ist jeder von ihnen gleich wichtig und ich weiß, dass ich ihre „Macken“ als Teil ihrer Krankheit und ihrer Situation akzeptieren muss.

Wie ich schon bemerkt habe, findet jeder Mensch seine eigene Strategie, mit der Bestürzung und der Angst umzugehen, die eine Krebserkrankung mit sich bringt. Psychologie ist ganz sicher ein Teil unserer Arbeit und ich habe damit schon sehr interessante Erfahrungen gemacht. Seit vielen Jahren beschäftigt mich dabei (und auch viele andere Kollegen und Wissenschaftler) die Frage, ob es so etwas wie eine „Krebspersönlichkeit“ gibt, einen Typ Mensch, der aufgrund seiner Einstellung, seines Naturells und seiner Persönlichkeit besonders anfällig für Krebs ist?

Wenn ich diese Frage mit Ja oder Nein beantworten müsste, würde ich ziemlich sicher zu Nein tendieren. Muss ich aber nicht.

Eine gewisse Grundtendenz kann man bei manchen Menschen schon erkennen; Menschen, die nicht fähig sind, ihre (vor allem negativen) Gefühle auszuleben, die alles „in sich hineinfressen", nie auf „den Tisch hauen" können, nie laut losbrüllen werden, auch wenn ihnen danach ist. Menschen, die es nicht ausdrücken können wenn sie eine „Wut im Bauch" haben. Denken Sie einmal kurz über diese sehr treffende Charakterisierung nach, „Wut im Bauch" – im Bauch, im Zentrum des physischen Körpers!

So etwas kann im Laufe vieler Jahre sicher zu einer Belastung werden, die uns vielleicht unfähig macht, alle Angriffe auf unseren Körper jeden Tag immer wieder erfolgreich abzuwehren.

Besonders gefährdet sind in dieser Art wohl Perfektionisten, *„Erbsenzähler"*, für die alles im Leben zu mehr als hundert Prozent perfekt sein muss. Die erkenne ich auch gut während der Behandlung, das sind diejenigen, die ihren PSA-Wert detailliert statistisch erfassen und wunderbare Kurven und Tabellen darüber anlegen, in denen jede kleinste Abweichung penibel erfasst ist.

Alltägliche Geschichten, die das Leben schreibt

Das Interessante an meiner Arbeit und am Schreiben dieses Berichts darüber ist, dass beides so intensiv ineinander übergeht. Meist sind das sehr erfreuliche Geschichten: Während ich dies schreibe, erhalte ich gerade den Bericht eines Patienten, dem wir gut helfen konnten. Er hatte einen Darmtumor und wurde in der vorherigen Behandlung bestrahlt. Er kam dann zu uns zur Behandlung und hätte anschließend operiert werden sollen. Er lehnte das rundweg ab und der Erfolg gab ihm und uns recht. Seit mehr als einem Jahr kann mit allen Nachkontrollen kein Tumor mehr festgestellt werden.

Seine Krankenkasse lehnte die Bezahlung meiner Behandlung ab, obwohl sie durch die vermiedene Operation viel Geld gespart hat. Der Patient hat beim Sozialgericht deswegen geklagt und wir sind selber sehr gespannt, wie der Fall ausgehen wird.

Gestern hat sich ein alter Patient wieder gemeldet; wir hatten vor neun Jahren, damals noch in Bielefeld, sein Prostatakarzinom behandelt und heute geht es ihm ausgezeichnet. Er hat keinerlei Beschwerden mehr und all seine Werte sind für sein Alter, 77 Jahre, im Normbereich.

Heute Morgen haben wir eine neue Patientin bekommen: Verdacht auf Cervix-Karzinom, es wurde ein Abstrich gemacht, der Kollege hat eine histologische Abklärung gefordert. Die Dame wollte aber ganz enthusiastisch sofort eine biologische Behandlung bei uns beginnen.

Da wir unsere Sorgfaltspflicht gegenüber dem Patienten sehr ernst nehmen, habe ich ihr empfohlen, doch zuerst eine histologische Abklärung durchführen zu lassen, ehe wir mit der biologischen Therapie beginnen. Ich meine, dass sich eine seriöse Therapie natürlich auch auf schulmedizinische Befunde stützt.

Gerade eben hat eine Patientin angerufen, die schon das vierte Mal wegen eines Mammakarzinoms zu mir kommt; sie wird seit ungefähr sechs Jahren bei uns behandelt, ist beschwerdefrei und erhält jetzt nur mehr eine Auffrischungstherapie.

Unsere Patienten kommen nicht nur aus Deutschland: sie kommen auch aus Frankreich, der Schweiz, aus Österreich, Amerika, Schweden, Italien, aus Ungarn und teilweise auch aus den arabischen Ländern. Den weitesten Weg hat ein Herr aus Neuseeland auf sich genommen, dem wir auch gut helfen konnten.

Eigentlich ist mir ein Rätsel, wie alle diese Menschen auf uns gekommen sind; meine Bücher sind in keine anderen Sprachen übersetzt worden und ich halte meine Vorträge auch nur in Deutschland. Es scheint eine Art internationaler „Mundpropaganda“ für die Biologische Intensivtherapie zu geben, die von Äußerlichkeiten wie Sprache unabhängig ist. Das ist mir durchaus recht und, wie ich meine, auch im Sinne der Patienten.

Das Gästebuch

Eine der größten Belohnungen für meine Arbeit ist es, ab und zu in den Gästebüchern zu blättern, die im Wartezimmer unserer Tagesklinik aufliegen.

Hier haben die Menschen, denen wir helfen durften, in wenigen Zeilen ihre ganze Hoffnung, ihre Leidensgeschichte, ihre Erlebnisse während unserer Therapie und ihre neuen und positiven Aussichten für die Zukunft zusammengefasst.

Diese Eintragungen rühren mich jedes Mal, wenn ich sie lese. Manche sind einfach und fast unbeholfen, andere voll Fachkenntnis, auch von Arztkollegen, andere sind in gekonnter und blumiger Sprache verfasst von Menschen, die wahrscheinlich besser schreiben können als ich selbst.

Manche haben kleine Bilder dazu gemalt, andere kleben kleine Billets mit Blumen dazu oder Fotos, auf denen sie in gesünderen Zeiten in ihrer Freizeit oder bei einer geliebten Sportart zu sehen sind. Viele dieser Berichte sind natürlich für uns sehr ermutigend und zeigen, dass wir auf dem richtigen Weg sind; erstaunliche Heilerfolge, die uns selber überraschen. Ab und zu erhalten wir aber auch Dankesbriefe von Menschen, die kurze Zeit später von uns gehen. Wir sind nicht allmächtig und das wird uns immer wieder vor Augen geführt.

Ich habe lange gezögert, wie auch bei meinem ersten Buch, Ausschnitte dieser Gästebucheinträge zu veröffentlichen. Die oftmals sehr intensiven Dankesbezeugungen sind mir fast etwas peinlich und ich wollte nicht den Eindruck von Selbstlob hervorrufen.

Dass ich eine Auswahl davon trotzdem hier zitiere, hat den Grund, dass andere Betroffene sich in diesen Berichten vielleicht selber wiedererkennen und neue Kraft schöpfen können.

Ich habe nur die Kernaussage einiger Eintragungen verwendet und die allgemeinen, immer sehr freundlichen Dankesbezeugungen und Wünsche für meine eigene Gesundheit weggelassen.

Die Methode ist: Einmalig, bahnbrechend in ihrer Art, schonend, etwas, worauf Erkrankte gewartet haben, nobelpreisverdächtig. Erfolge sprechen für sich! Irmgard H.

Mein Körper und ich sind von der Therapie rundum begeistert! Hermann D.

Durch Ihren festen Willen, mir zu helfen, wurde ich sicher, meine Krankheit anzunehmen und zu besiegen. Walter K.

Ich bin bei Dr. Maar vom Blasenkrebs geheilt worden. (...) Nach einem Jahr war der Blasenkrebs völlig verschwunden. Manfred P.

Dankbar und voller Hoffnung, dass diese schreckliche Erkrankung zum Stillstand gekommen und eventuell sogar eine Heilung möglich ist, verabschiede ich mich heute von Ihnen. Christine E.

Was keiner geglaubt hat, ist eingetreten. Mit jedem Tag Ihrer Behandlung fühle ich mich wie neu geboren. Hans H.

Mein PSA-Wert hat nun fast Normalwert. Das gibt mir die Hoffnung, dass ich einen großen Schritt zum Besiegen meiner Krankheit gemacht habe. Fritz B.

Durch die Begegnung mit Ihnen konnte ich einer Hormontherapie entgehen! Mein Leben ist lebenswert geblieben, vor allem nachdem die bösen Tumorzellen in ihre Schranken gewiesen wurden durch Ihre fabelhafte Therapie. Folker B.

Ich war mit meinen Kräften total am Ende; jetzt, nach sieben Wochen Behandlung, fühle ich mich wieder voller Energie und hoffe, dass das so bleibt. Mechthild M.

Ich kam in Ihre Praxis mit wenig Hoffnung für die Zukunft und nun gehe ich als (beinahe) Gesunder. Sie haben mir viel gegeben.

Gernot S.

Die schulmäßige Medizin war schon zu allem bereit – aber ich noch nicht. Vor allem, als ich das Buch „Der Rebell" gelesen hatte, sah ich die so genannte „Bioäquivalente Behandlung" als rettenden Ausweg. K. D.

Ich habe meinen Glauben an Heilung gefunden. Eva R.

Wenn ungeachtet diverser schulmedizinischer Therapien mit zum Teil heftigen Nebenwirkungen der PSA-Wert denn doch eines Tages die 3.000 (in Worten: Dreitausend!) erreicht hat, wird man sehr, sehr nachdenklich. Nach der Therapie bei Prof. Maar sind wir nun wieder bei 300 angelangt. Noch Fragen? (...) Möge es Ihnen darüber hinaus gelingen, Ihre Kollegen von der Schulmedizin ein wenig nachdenklich zu machen. Ernst L.

Diagnosed with an advanced prostate cancer three years ago, my PSA had slowly risen fro 96 to 146. Then in just three weeks the good doctor has reduced this PSA from 146 to 5!!

Patrick H., New Zealand

Als praktische Ärztin, die viele krebskranke Menschen hat sterben sehen, halte ich die Therapie von Prof. Dr. Maar für die zur Zeit beste Alternative zur klassischen Medizin. Dr. Renate R.

Verzweiflung, Hoffnung, Hilfe, Heilung
Vor genau einem Jahr war ich in einer sehr verzweifelten Situation. Ich ahnte damals nicht, dass sich meine Lage schon nach einem Jahr zum Guten wenden würde.
(...) Noch ca. fünf Jahre (statistischer Erfahrungswert) wurden mir gegeben. Eine andere Antwort fand die Schulmedizin nicht.
(...) Mein Entschluss war klar: Bevor ich meine Metastase – wie von der Schulmedizin vorgeschlagen – bestrahlen lasse, werde ich die biologische Intensivtherapie bei Prof. Maar in Anspruch nehmen.
(...) Schon nach 14 Behandlungstagen wuchs meine Hoffnung auf einen Erfolg im Kampf gegen den Krebs. Der PSA-Wert ging unter seine Messbarkeitsgrenze zurück. Am Ende der Behandlung war die Metastase im PET wie auch im MRT nicht mehr feststellbar – zum großen Erstaunen der Schulmediziner.

Prof. Dr.-Ing. Dr.-Ing. e.h. mult. Manfred W.

Im Verlauf von sechs Jahren hatte sich bei mir der PSA-Wert allmählich auf 17 erhöht. Nach drei Biopsien ohne Befund wurde bei einer TUR-P. Operation Prostatakrebs festgestellt.
Radikale Prostataentfernung oder Bestrahlung waren meine Entscheidungsmöglichkeiten, andere Möglichkeiten gab mir die Schulmedizin nicht. Wegen der zu erwartenden Nebenwirkungen suchte ich nach einer Alternative, wurde auf die Therapie von Prof. Maar aufmerksam und nahm eine vierwöchige Therapie in seiner Klinik auf mich. (...) Heute beende ich diese Therapie mit einem PSA-Wert von 0,059 und mit der gewonnenen Zuversicht, mit Hilfe der hier kennengelernten Naturpräparate, gesunden Ernährung und Lebensweise den Krebs vielleicht völlig zu überwinden. Joachim S.

Als ich vor zwei Jahren aus Interesse (ich bin Therapeut im Allergiebereich) die beiden Bücher von Prof. Maar gelesen habe, wusste ich noch nicht, dass ich ihn auch selber einmal „brauchen" würde. Ich habe ihn nur mehrmals weiterempfohlen. Diagnose vor drei Wochen: Inoperables Prostata-Ca mit Metastasen in den Knochen, wegen einer (angeblichen) Fistel sollte der Darm einen Seitenausgang erhalten und eine Niere direkt abgeleitet werden – zwei Ausgänge! In dieser verzweifelten Situation fuhr ich umgehend von Österreich zu Prof. Maar nach Düsseldorf (830 km). 13 Tage intensiver Behandlung (sogar während der Weihnachtsfeiertage!) habe ich nun hinter mir, fühle mich wesentlich besser und habe auch wieder Hoffnung, dass mir vielleicht die Seitenausgänge erspart bleiben. Es war das schönste Weihnachtsgeschenk, in einer so verzweifelten Situation hierhergekommen zu sein. Wilfried B.

Im Mai 2007 bekam ich die schlimme Diagnose „Brustkrebs" mit Metastasenbefall im Wächterlymphknoten. Trotz meiner körperlichen Fitness. Nach zwei Operationen, sechs Chemotherapien und 38 Bestrahlungen ging es mir körperlich sowie physisch nicht mehr gut. Dank Ihrer biologischen Ganzkörpertherapie fühle ich mich bereits nach vier Wochen wieder fit und gesund, um auch wieder im Tanzsport mithalten zu können. Roswitha F.

Es ist noch keine drei Monate her, da blieb meine Welt stehen – von einer Sekunde auf die andere. Diagnose Krebs. Ich machte eine Chemobehandlung, eine einzige nur und – zumindest für mich – eine zu viel. Eine Ahnung von Hölle – nein danke! Das war nicht mein Weg. Ich suchte einen neuen, fand eine Tür und dahinter die Biologische Intensivtherapie von Prof. Maar und langsam wuchs eine kleine Hoffnungsblume aus all meinen Scherben der Angst. Die Behandlung hat mir gut getan, mein Immunsystem jubelt und ist wieder fähig, jeden Feind zu vernichten. Daran glaube ich! Dagmar P.

Über meine Biologische Intensivtherapie

Die Biologische Intensivtherapie ist eine Behandlungsform für die Krebstherapie, die ich über viele Jahre entwickelt habe. Ich kann mit Stolz und Befriedigung sagen, dass sie heute bewährt und ausgereift ist; der patentrechtliche Schutz, der für diese Therapieform eingetragen ist, bestätigt die nachgewiesene Einzigartigkeit der Methode. Ich habe in meinem ersten Buch *„Rebell gegen den Krebs"* ausführlich dargelegt, worum es dabei geht, welche Einzelteile die Therapie umfasst und auf welche Weise diese ineinandergreifen.

Ich will diese systematische Beschreibung hier nicht wiederholen; ich will Ihnen aber die grundlegenden Bestandteile und Funktionen der Therapie erklären, damit Sie wissen, worum es dabei geht.

Weit wichtiger ist mir aber an dieser Stelle, noch einige Aspekte und Gedanken über das Wesen, die Bestandteile und die Wirkungsweise hinzuzufügen. Zum Teil habe ich in den letzten Jahren immer wieder bemerkt, dass gewisse Details noch besser erklärt werden müssen; außerdem entdecke ich selbst laufend neue Wirkungen und Möglichkeiten der Biologischen Intensivtherapie.

Drei Säulen

Die Biologische Intensivtherapie besteht, ganz ähnlich wie die herkömmliche Tumorbehandlung, aus drei Hauptbestandteilen. Sind es bei dieser „Stahl, Strahl und Chemie" (also Operationen,

Bestrahlung und Chemotherapie), ist es bei jener die orale, die intravenöse und die apparative Therapie.

Allerdings arbeiten hier die einzelnen Teile wesentlich enger zusammen und ergänzen einander besser als in der schulmedizinischen Tumortherapie.

Die Benennung hat sich in den letzten Jahren allgemein eingebürgert, allerdings ist sie in meinen Augen nur zu zwei Dritteln schlüssig: Eine Therapie ist sie natürlich, noch dazu eine hochwirksame; intensiv ist sie ganz gewiss, sowohl durch das intensive Behandlungsschema über einen relativ kurzen Zeitraum als auch durch die teils extrem hohe Dosierung der Einzelmittel und das sozusagen „zahnradartige" Zusammenwirken der Komponenten.

Über das Wort „biologisch" allerdings kann man geteilter Meinung sein. Ein großer Teil der einzelnen Behandlungsmodule ist eindeutig physikalische Therapie, zum Beispiel die sehr wichtige Tiefenhyperthermie. Andere, wie die Thymustherapie, wirken eindeutig immunmodulierend; die intravenöse Misteltherapie wiederum ist im Prinzip eine pflanzliche oder Phytotherapie, die wir durch die intravenöse Gabe und die äußerst hohe Dosis quasi mit „Turbolader" einsetzen.

Es wäre also eigentlich angebrachter, den Begriff „Komplementärmethoden" zu verwenden; dieser bedeutet auf Deutsch in etwa „ergänzend zur Schulmedizin", im Gegensatz zur „Alternativmedizin", die sich selber als Gegensatz zur Schulmedizin positioniert.

Die traditionelle Medizin „ergänzen" ist genau das, was wir in der Praxis täglich tun: zusätzliche Möglichkeiten bieten, die Wirkung verbessern, die Nebenwirkungen mildern, weiterhelfen, wenn herkömmliche Mittel versagen.

Mir persönlich bereitet die Bezeichnung „Alternativmedizin" irgendwie Unbehagen; ich muss es zwanghaft assoziieren mit Berichten über philippinische Wunderheiler, die man im Fernsehen manchmal sieht und die ihren „Patienten“ mit flinken Taschenspielertricks scheinbar schleimige „Tumore“ durch die ungeöffnete Bauchdecke herauszaubern! Harmlosere und rustikalere Spielarten dieser Alternativmedizin begegnen uns auch hierzulande in Form von heilkundigen Bauersfrauen, manchen windigen Heilpraktikern und anderen.

Krebspatienten sind oft verzweifelt und greifen nach jedem Strohhalm, der sich ihnen scheinbar bietet. Deswegen finde ich, dass gerade in der Tumortherapie ganz besondere Seriosität und konservatives Auftreten gefordert sind.

Aber zurück zu unserer eigentlichen Arbeit: Die größte Diskrepanz zwischen unserem Ansatz und der herkömmlichen Therapie liegt nicht in der Wahl der Mittel, sondern in der Sicht der Krankheit an sich. Ich sehe eine Krebserkrankung immer als Störung des gesamten Körpers, nicht eines einzelnen befallenen Organs. Das ist genau der Grund, warum der traditionelle Ansatz nicht funktioniert: das Organ oder einen Teil davon wegschneiden, zunähen, etwas Bestrahlung oder Chemo und dann hoffen, dass das Immunsystem das bewältigen kann. Nach kurzer Zeit der stolze Befund „Geheilt!“ und ab nach Hause. Leider sterben 80 Prozent der Krebstoten nicht an diesem ersten Tumor, sondern an den Metastasen, die nach zwei oder drei Jahren auftreten, oft auch schon früher, und die trotz dieses leicht nachvollziehbaren Musters im Krankheitsverlauf jedes Mal als unglücklicher Einzelfall abgetan werden, der eben ab und zu passiert!

Auch das Bemühen, „tief im Gesunden“ zu operieren, ist zwar verständlich in der Bestrebung, den Tumor zu entfernen, aber naiv, wenn damit der Glaube an eine vollständige Heilung verbunden ist. So geht es meiner Meinung nach nicht. Der Kampf gegen den Krebs ist ein Kampf, der an allen Fronten, also im gesamten Körper, stattfindet. Auch wenn dieser Kampf gewonnen scheint, muss man jederzeit vor dem Feind auf der Hut sein und rechtzeitig aktive Verteidigungsstrategien einsetzen. Die Wachsamkeit darf nie erlahmen und man muss regelmäßig Wachposten und Aufklärungstrupps in Form von aussagekräftigen bildgebenden Diagnoseverfahren wie MRT, PET-Cholin-CT und anderen losschicken.

Die Leser meiner früheren Bücher wissen, dass ich mich gerne einer militärischen Ausdrucksweise bediene, wenn es darum geht, die Bekämpfung von Tumoren bildlich zu beschreiben. Ich denke, diese Sprache ist durchaus angemessen, denn wie im Krieg geht es auch bei Krebs um Leben und Tod! Die Kontrolle und Nachsorge ist, wenn ich es recht bedenke, eigentlich die vierte Säule der Biologischen Intensivtherapie und ich könnte nicht auf Anhieb sagen, ob es nicht gar die wichtigste davon ist.

Die Entstehung von Krebs ist ja kein unglücklicher Einzelfall im Leben eines Menschen; jeden Tag bilden sich im Körper eines jeden von uns einzelne Krebszellen oder kleine Gruppen davon und werden unverzüglich von den bewährten und kompetenten Polizei- und Militärtruppen, die wir alle in uns tragen, dingfest gemacht und vernichtet: unserem Immunsystem! Man kann gar nicht genug betonen, wie stark die Rolle des Immunsystems in der Krebsabwehr und -bekämpfung zu beurteilen ist. Ich habe diese immer schon von uns eingesetzte Strategie neuerdings noch verbessert; wir setzen jetzt auch Immunglobuline ein, um das spezifische Immunsystem zu stärken, also die spezialisierten Truppen wie zum Beispiel die Killerzellen, und nicht nur wie früher die zahlreich vorhandene „Infanterie". Das Immunsystem funktioniert in unserem Körper erstaunlich ähnlich wie die Polizei- und Militärkräfte in der menschlichen Gesellschaft. Die Einzelheiten dazu habe ich in *„Rebell gegen den Krebs"* ausführlicher beschrieben.

Obwohl das Immunsystem heute wissenschaftlich sehr gut erforscht und beschrieben ist, wird seine Funktion und Wirkung in der herkömmlichen praktischen Krebstherapie überhaupt nicht eingesetzt. Im Gegenteil, alle klassischen Behandlungsmethoden, ob Operation, Bestrahlung oder Chemotherapie, belasten oder schädigen das Immunsystem, das wir gerade in dieser Situation doch so nötig brauchten.

Das ist eines der großen Rätsel in der Tumortherapie, das ich mir seit vielen Jahren beim besten Willen nicht erklären kann. Das Wissen ist vorhanden, aber niemand im etablierten System setzt es um. Dabei bedürfte es in der Praxis relativ geringer Anstrengungen und Investitionen, um neben den großen Komplexen mit OP-Sälen sowie onkologischen und radiologischen Abteilungen eine vergleichsweise einfache Station für komplementäre Methoden, gerade auch in der Nachsorge, zu installieren. Es ist einer meiner großen Wünsche an mein restliches Leben, dass ich eine solche Entwicklung vielleicht noch einmal erleben darf.

Agieren statt Reagieren

Eine ganz wichtige Sache, die wir routinemäßig betreiben, ist mir selbst erst vor relativ kurzer Zeit als eminent wichtiges Unterscheidungsmerkmal zur schulmedizinischen Therapie aufgefallen: Wenn wir Krebs als einen Vorgang begreifen, der im ganzen Körper geschieht, können wir vorausschauend handeln, weil wir regelmäßig vorher wissen, was passieren kann und wird. Während andere Kollegen darauf bestehen, erst bei einer Biopsie oder durch ein anderes Diagnoseverfahren sichtbare Metastasen festzustellen, können wir schon reagieren und Abwehrmaßnahmen ergreifen, während der Feind noch unsichtbar ist.

Das ist vielleicht leichter zu verstehen mit einem Beispiel aus der Praxis: Man muss davon ausgehen, dass der Tumor, während er im Körper wächst, mit dem Blut in Kontakt steht und Zeit hat, Tumorzellen in den Körper auszustreuen. Wenn ein Patient zum Beispiel einen Darmtumor hat, dann wissen wir, dass dieser sehr oft in die Leber streut. Wir behandeln diesen Patienten sofort so, als hätte er bereits in der Leber Mikrometastasen, auch wenn wir diese (noch) nicht sehen können.

Er erhält eine Ganzkörperhyperthermie, dazu vorbeugend eine Leberhyperthermie und andere immunstützende Maßnahmen. Interessanterweise bin ich meines Wissens der einzige Arzt, der so vorgeht, obwohl die bekannten Tatsachen über den Krankheitsverlauf relativ zwingend ein solches Vorgehen nahelegen.

Es ist nicht so, als ob all dies völlig unbekannt wäre; sogar in normalen Zeitungen wird heute schon der Mechanismus der „heimlichen“ Krebsausbreitung beschrieben. Ich habe hier einen Artikel aus der FAZ vom Juli 2008: Darin wird belegt, dass Ersttumore tatsächlich zu einem viel früheren Zeitpunkt Metastasen aussenden, als bisher angenommen wurde.

Hier ist also noch ein grundlegender Unterschied zur herkömmlichen Therapie: Mit den komplementären Verfahren sehen wir das Gesamtbild und können agieren, anstatt zu reagieren und der Entwicklung der Krankheit hinterherzulaufen

Der Ablauf

Vielleicht interessiert Sie, wie die Behandlung konkret vor sich geht: Zunächst wird ein Erstgespräch mit dem Patienten geführt, in dem sein bisheriger Weg durch die Schulmedizin geklärt wird; ich kann mir dabei aufgrund der vorliegenden Unterlagen ein Bild davon machen, wie der Fall gelagert ist.

Wenn die Chemotherapie im einzelnen Fall eine aufschiebende Wirkung haben kann – das kann durchaus vorkommen, eine heilende Wirkung scheint sie jedoch nie zu haben –, ist es unter

Umständen möglich, auf Wunsch des Patienten meine Therapie mit einer Chemotherapie zu kombinieren oder diese fortzusetzen, wenn sie bereits angewendet wurde. Diese Chemotherapie wird allerdings nie bei uns durchgeführt, sondern immer extern, da wir selber ausschließlich komplementäre Therapien anbieten. Dasselbe gilt auch für Bestrahlungen. In den meisten Fällen entscheiden sich die Patienten jedoch in Absprache mit mir für eine rein komplementäre Therapie, weil sie meist erst gegen Ende ihres Weges zu uns kommen und bereits erfolglose Chemotherapien hinter sich haben.

Nach diesen genannten Schritten, dem Erstgespräch und der Sichtung der Unterlagen, wird ein detaillierter Behandlungsplan erstellt und gemeinsam abgesprochen. Es folgt in den nächsten Wochen die Behandlung gemäß diesem Behandlungsplan; die Patienten sind dabei meist den ganzen Tag in unserer Tagesklinik. Wir bringen sie für die Zeit der Behandlung meist in Pensionen oder Hotels in unserer unmittelbaren Nachbarschaft unter.

Nach Ende des vorgesehenen Behandlungszyklus wird ein Abschlussgespräch geführt. Dabei wird genau festgelegt, ob und welche Medikation anschließend als Dauertherapie eingenommen werden soll; der Patient erzählt, ob er zufrieden war mit der Therapie, ob er ein paar Worte ins Gästebuch schreiben möchte. Wir klären dann noch, wann die nächsten schulmedizinischen Kontrollen angesetzt sind und wann die nächste Intervalltherapie stattfinden soll, falls diese nötig und gewünscht ist. Dies hängt meist vom weiteren Verlauf und dem Ergebnis der Nachkontrollen ab. Im typischen Fall wird sie etwa nach zwei oder drei Monaten durchgeführt, gegebenenfalls können weitere Intervalltherapien nötig werden.

Die Einzelteile

Wie bereits beschrieben, beruht die Biologische Intensivtherapie auf drei Säulen. Es sind dies die Gruppe der oralen Therapiemittel, die intravenösen Maßnahmen und als Drittes alle Behandlungen mit therapeutischen Apparaten.

Die oral eingenommenen Mittel sind hauptsächlich Kombinationen von Peptiden, Enzymen und Thymusextrakt. Die intravenösen Maßnahmen bestehen vor allem aus der i.v.-Zuführung hoher Dosen von Mistelextrakt. Die apparative Behandlung besteht vor allem aus der Hyperthermie, das bedeutet Überwärmung, sowohl lokal als auch auf den ganzen Körper.

Neben diesen Hauptbestandteilen gibt es eine Vielzahl von zusätzlichen und ergänzenden Mitteln und Maßnahmen, die wir je nach der Lage und dem Verlauf der Behandlung ergänzend einsetzen. Das Zusammenspiel der einzelnen Maßnahmen, die unter den beschriebenen drei Obergruppen zusammengefasst sind, ist höchst komplex. Das erklärte Ziel dabei ist es, gleichzeitig Krebszellen abzutöten und das Immunsystem zu stärken, so dass die Bildung von Metastasen und Mikrometastasen verhindert wird beziehungsweise bestehende Prozesse bekämpft werden. Die herkömmliche Krebstherapie versucht Ersteres mit meist schlechtem Erfolg, die herkömmliche Naturheilkunde versucht Zweiteres, meist auch zu wenig nachhaltig.

Die traditionelle Methode, Krebsgewebe herauszuschneiden, zu bestrahlen oder durch Zytostatika zu zerstören, ist für den Körper und das Immunsystem sehr belastend, also kontraproduktiv; außerdem ist das Verfahren durch seine lokal begrenzte Sicht der Dinge zu weitmaschig, so dass sich routinemäßig zuerst unsichtbare Mikrometastasen und daraus große Metastasen in anderen Organen bilden.

Die herkömmliche Naturheilkunde versucht den an und für sich richtigen Weg – nämlich das Immunsystem so weit zu stärken, dass der Körper von sich aus, wie von der Natur vorgesehen, Krebszellen erfolgreich bekämpfen kann. Leider funktionieren die „sanften" Methoden nur bei Menschen, die nicht allzu schwer krank sind.

Die Biologische Intensivtherapie ist in beiden Belangen nach unseren Erfahrungen erfolgreicher: Sie kann durch die Kombina- tion ihrer Wirkungsweisen in sehr vielen Fällen den in den Krebs- zellen vorprogrammierten Zelltod (die so genannte Apoptose) herbeiführen und auch das Immunsystem nachhaltig stärken, so dass die Hauptgefahr, nämlich das Wiederauftreten von Krebs in Form von Metastasen, gebannt oder deutlich erschwert werden kann.

Die Kraft der Mistel

Die Mistelextrakte sind wahrscheinlich diejenige Komponente der Biologischen Intensivtherapie, die am längsten bekannt und am besten erforscht und bewiesen ist. Es gibt über 1.000 Studien darüber und sie enthalten fast 1.000 verschiedene Wirkstoffe.

Ich kann nicht genau sagen, ob sie das stärkste Mittel in unserem Arsenal sind, weil die Wirkung unserer Therapie ja eben aus der Kombinationswirkung besteht und nicht aus einer Summe von Einzelwirkungen.

Fachleute, die mit unserer Vorgehensweise zum ersten Mal konfrontiert werden, äußern sich oft abschätzig über den Einsatz von Mistelextrakten und meinen, diese seien ein „alter Hut". Solche Stellungnahmen zeigen nichts anderes als das Unwissen dessen, der sie von sich gibt. Zwar sind die großen wissenschaftlichen Arbeiten über die Wirkung und Inhaltsstoffe, zum Beispiel die von Boyd und Hines, fast 100 Jahre alt; mit der bisher üblichen subkutanen Verabreichung von Mistelextrakt, also durch Injektion in die Haut, hat unsere Technik nichts zu tun. Diese ist eine harmlose leichte Immunstimulation, von den Krankenkassen anerkannt, und manche Patienten haben gelernt, sie sich daheim selber zu verabreichen.

Unsere Technik der Anwendung von Mistelextrakten ist intravenös, das bedeutet über die Blutgefäße, wodurch eine viel intensivere Wirkung erreicht wird; wir geben nach allmählicher Steigerung eine Volldosis von bis zu 40 Ampullen! Da etwa 0,8 Prozent der Patienten anaphylaktische Schockreaktionen auf diese Behandlung zeigen, darf sie natürlich nur unter strenger Kontrolle und Aufsicht eines Arztes durchgeführt werden. Natürlich haben wir diese Reaktionen unter Kontrolle und wissen inzwischen, dass gerade solche Patienten nach einer erneuten vorsichtigen Einstellung oft die besten Erfolge zeigen.

Eine ganz paradoxe Beobachtung dabei ist der Zusammenhang zwischen Chemotherapie und Misteltherapie. Immer wieder sehen wir Patienten, die Mistelextrakt intravenös in sehr hohen Dosen gut vertragen. Wenn sie aus irgendeinem Grund eine Chemotherapie beginnen, stellen wir immer wieder fest, dass sie etwa nach 14 Tagen in vielen Fällen die bisher gegebene Dosis nicht mehr gut vertragen. Vermutlich sind in solchen Fällen die Schleimhäute derart irritiert und gereizt, dass auf eine hohe Misteldosis gesamtallergisch reagiert wird.

Grundsätzlich stehe ich aber einer Kombination der Chemotherapie mit unseren ganzheitlichen Verfahren sehr positiv gegenüber, da sie erfahrungsgemäß dadurch viel besser vertragen wird, falls diese erstmalig durchgeführt wird. Sollten bereits mehrere Chemotherapien ohne Erfolg „ausprobiert“ worden sein, rate ich von weiteren Versuchen meist ab.

Wir haben vor längerer Zeit bereits selber eine Studie über die hochdosierte Misteltherapie durchgeführt, um die vollkommen andere Wirkungsweise dieses Vorgehens gegenüber der traditionellen Mistel-Anwendung zu dokumentieren.

Heilendes Fieber: Die Hyperthermie

Die Tiefenwärmebehandlung durch Hyperthermie (das bedeutet auf Deutsch einfach „Überwärmung") ist eine der tragenden Säulen unseres Therapiekonzepts. Wir sind laufend damit beschäftigt, neue Anwendungsmodalitäten, neue Geräte und neue Kombinationen zu finden, um sie noch effektiver machen. Ein neuer Weg in letzter Zeit: Ich lasse den Patienten, bildlich gesprochen, „vorglühen", um die im ganzen Körper verstreuten Mikrometastasen durch Hitze zu schädigen. Die derart geschwächten Krebszellen werden anschließend gezielt im Bereich der bekannten Herde mit lokaler Hyperthermie bekämpft. Das hat bisher so gut funktioniert, dass meines Wissens diese Strategie bereits von anderen übernommen wurde; sie ist medizinisch ja auch einleuchtend.

Letztlich ist wissenschaftlich noch nicht völlig bewiesen, was durch die erhöhte Temperatur in den Tumorzellen genau bewirkt wird. Eins aber steht für mich bereits vollkommen fest: Die Kombination aus Ganzkörper- und Tiefenhyperthermie ist effektiver als nur eines dieser Verfahren; Voraussetzung dafür ist die gezielte, korrekt geplante und intensive Anwendung.

Eine anfangs eher zufällige Beobachtung hat uns auf die Spuren bisher noch nicht bekannter Wirkmechanismen der Hyperthermie geführt: Wenn ich bei Patienten eine Ganzkörperwärmebehandlung durchgeführt habe und im Anschluss eine Infusion anlege, dann sehe ich in vielen Fällen, dass das dunkle Blut der Vene weg ist und hellrotes Blut, wie bei einer Arterie, zurückkommt, wenn ich die Vene punktiere; der Mensch wird offenbar durch die Ganzkörperwärme „arterialisiert". Hyperthermie zieht offensichtlich mehr Sauerstoff in den Organismus. Das ist ein sehr erwünschter Effekt, weil ja alles, was mit Sauerstoff zu tun hat, den Tumor schädigt. Dass es eine vermehrte Sauerstoffaufnahme gibt durch die Wärmetherapie, hat bisher noch niemand publiziert und es scheint daher unsere eigene Entdeckung zu sein.

Die medizinische Bedeutung der Hyperthermie ist in letzter Zeit auch dadurch gestärkt worden, dass überzeugte Anwender aus Medizinerkreisen wissenschaftliche Fachgesellschaften gegründet haben, in denen Erfahrungen darüber ausgetauscht und zusammen neue Wege in der Anwendung erörtert werden. Die Deutsche Gesellschaft für Hyperthermie e. V. ist in Wilhelmshaven beheimatet, es gibt jedoch auch eine überregionale europäische Hyperthermiegesellschaft.

Intravenös schneller ans Ziel

Die Wirkung von hoch dosiertem Vitamin C im Kampf gegen den Krebs ist inzwischen allgemein bekannt und wird auch schon öfters in der Laienpresse und im Fernsehen erwähnt. Weniger bekannt ist allerdings, dass es dabei vor allem darauf ankommt, wie ich den Wirkstoff an sein Ziel bringe. So, wie die Mistelextrakte bei uns grundsätzlich intravenös (in der Fachsprache „i. v.“) verabreicht werden, spritzen wir auch Vitamin C direkt in die Blutbahn und können dabei radikal andere und bessere Wirkungen beobachten, als wenn die Patienten (bildlich gesprochen) eine ganze Orangenplantage aufäßen.

Nur der Wirkstoff, der i. v. gegeben wird, kann im ganzen Körper auch die unsichtbaren Mikrometastasen erreichen. In diesem Sinne würden wir auch die von uns verwendeten Enzyme eigentlich viel lieber intravenös verabreichen. Enzyme sind ja in der Tumortherapie extrem wertvoll, weil sie unter anderem den Krebszellen ihre „Landebahnen“ an die gesunden Zellen blockieren und ihnen auch die Fähigkeit zur „Verkleidung“ weitgehend nehmen können.

Die intravenöse Gabe von Enzymen ist beim heutigen Stand der Wissenschaft allerdings leider noch nicht möglich, weil man die damit verbundenen hoch allergischen Reaktionen derzeit noch nicht bewältigen kann. Die derzeit übliche Methode, sie über den Magen-Darm-Trakt als Kapseln zu verabreichen, nimmt ihnen mit Sicherheit viel von ihrer Wirkung. Leider gibt sich Mugos-Pharma, die Herstellerfirma, uns gegenüber sehr verschlossen, was den Mechanismus der neuen, angeblich magensaftresistenten Kapseln betrifft.

Flankierende Maßnahmen

Wie bereits erwähnt, kombinieren wir die Grundbausteine der Biologischen Intensivtherapie bei Bedarf mit anderen Einzelmaßnahmen; dies wird je nach Lage und Befindlichkeit der Patienten individuell zusammengestellt oder empfohlen.

Die Bedeutung der Colon-Hydrotherapie, also der einfachen und hygienischen Darmspülung mit warmem Wasser, steigt in unseren Augen immer mehr, je länger wir sie verwenden. Eigentlich kein Wunder, denn der Darm ist genau genommen das Hauptquartier des menschlichen Immunsystems. Mehr als zwei Drittel der Abwehrzellen des Körpers befinden sich dort und sein autonomes Nervensystem ist ein enger Verwandter unseres Zentralnervensystems in Gehirn und Rückenmark.

Seit vielen Jahren beschäftige ich mich auch mit der Frage, wie groß der Anteil von psychosomatischen Komponenten an einer Tumorerkrankung und deren Verlauf ist, das heißt, wie sehr die psychische Verfassung, die Stimmungslage, die Ängste und die Hoffnungen der Patienten ihre Krankheit beeinflussen und wie man eventuell von dieser Seite her Positives bewirken könnte.

In diesem Sinne habe ich über Jahre hinweg ein Programm entwickelt und fallweise praktiziert, das man als „Weckung der Selbstheilungskräfte" bezeichnen kann. Der Patient liegt dabei in einem abgedunkelten Raum und muss zu Beginn zehn bis zwölf Mal unter ärztlicher Aufsicht stark hyperventilieren. Wenn er dadurch in einen entspannten Zustand gelangt ist, wird ihm die Hand des Behandlers im Bauchbereich aufgelegt und eine Art des autogenen Trainings durchgeführt. Dabei handelt es sich um gezielte Suggestionen, die nach und nach zu einer Tiefentspannung aller Teile des Körpers führen. Wenn dieser Zustand erreicht ist, wird er mit ruhiger Stimme aufgefordert, spontan zu beschreiben, was ihn im Moment am meisten belastet und welche Probleme ihn am meisten bedrücken.

Meist dauert dieser Austausch etwa 15 Minuten und der Patient schläft in sehr vielen Fällen, wenn er sich von seinen seelischen Problemen befreit hat, danach völlig erschöpft ein. Es ist erstaunlich, welche zum Teil intimsten Probleme die Patienten in solchen Situationen berichten und wie froh sie oft sind, sich davon befreien zu können.

Man kann und soll dieses Verfahren ein- oder mehrmals wiederholen, um die Wirkung zu verbessern. Es ist schwer zu glauben, welch starke Energie in einer solchen Sitzung fließen kann, und es ist meistens auch für den Behandler sehr belastend und kräfteraubend.

Ich führe diese Art der Behandlung heute nur noch sehr selten durch; einerseits bin ich zwar der Meinung, dass psychosomatische und psychoonkologische Methoden sehr wohl eine wertvolle Ergänzung zu unseren physikalischen und biologischen Verfahren darstellen; andererseits ist aber der Erfolg dieser Methoden sehr stark von der Person des Behandlers abhängig und das ist grundsätzlich ein schweres Hindernis für die Standardisierung und Verbreitung einer jeden erfolgreichen Therapie. Dasselbe gilt übrigens auch für die Arbeit der so genannten energetischen Ärzte.

Auch in kleinen Dingen versuchen wir oft, neue Wege zu gehen, wenn es den Patienten nützt. Solch eine Sache ist der „Mikro-Druckverband nach Maar“, wenn eine so hochtrabende Bezeichnung für eine so einfache Sache überhaupt angebracht ist.

Das Problem: Wenn man eine Infusion legt, und das tun wir fast täglich, wird ja meist eine Vene immer wieder beansprucht. Da ist es ja normalerweise im Krankenhaus üblich, dass man ein kleines Pflaster darüber klebt; in den meisten Fällen blutet das nach und es entsteht ein Hämatom, also ein Bluterguss, am Arm und die Vene ist nicht mehr für eine Infusion zu gebrauchen. Bei Patienten, die nur eine oder wenige Venen gut zugänglich haben, war das für uns und für den Patienten sehr unangenehm. Daher haben wir folgendes kleines Verfahren entwickelt: Wir stellen einen kleinen Verband aus einer kleinen Kompresse her, die man mehrmals faltet, mit einem Pflaster darüber als eine Art Druckverband, der drei bis vier Stunden in seiner Position bleiben kann. Das ist nicht unangenehm, mit ganz dünnen Pflastern, auf diese Weise kann man die Vene immer wieder benutzen, oft bis zu vier Wochen für viele Infusionen hintereinander.

Es war mir immer höchst unangenehm, wenn ich selbst einmal behandelt werden musste und mit blauen Armen aus Untersuchungen gekommen bin. Ich weiß nicht, ob diese kleine Technik überhaupt die Druckerschwärze wert ist, die wir damit verbrauchen, aber ich möchte damit aufzeigen, dass nicht nur aufwändige High-Tech-Verfahren den Menschen helfen können, sondern auch ganz einfache Ideen manchmal viel bewirken können.

Es ist mir ein Bedürfnis, noch ein paar Worte zur Neuraltherapie zu investieren, die ich in vielen Fällen erfolgreich zur Behandlung von Schmerzen anwende, etwa bei Metastasen. Die Neuraltherapie beruht, wie manch andere geniale Ideen auch, auf Zufall und Irrtum. Der Arzt Ferdinand Huneke versuchte zusammen mit seinem Bruder Walter in den zwanziger Jahren des letzten Jahrhunderts lange Zeit erfolglos, seine Schwester von ihrer Migräne zu heilen.

Eines Tages versuchte er, ihr ein neues Rheumapräparat direkt in die Blutbahn zu injizieren; irrtümlich verwendete er dabei Procain, also ein Betäubungsmittel, das man bisher nur in Muskeln gespritzt hatte und dessen Injektion in Venen man damals für tödlich hielt. Die Schwester war innerhalb weniger Sekunden völlig schmerzfrei; die Brüder Huneke waren völlig verblüfft und widmeten ihr Leben fortan der Erforschung dieser neuen Technik, die sie „Neuraltherapie" nannten.

Die Neuraltherapie kann sozusagen in Sekundenschnelle bei Myogelosen, bei Migräne, bei Schmerzen durch Metastasen im Kreuzbein oder im Lendenwirbelsäulenbereich durch Quaddeln, die intrakutan gesetzt werden, über einen Reflexmechanismus eine relativ schnelle Schmerzbeseitigung bewirken. Ich wende sie oft im Bereich der Wirbelsäule an, paravertebral rechts und links, zur besseren Durchblutung, aber auch zur Entstörung von Karzinomen, oder um andere Störfelder zu beseitigen, zum Beispiel im Bereich der Leber und der Bauchspeicheldrüse. Dadurch kann man relativ rasch für längere Zeit und bei wiederholter Anwendung auch dauerhaft helfen.

Über Diagnostik

In meinem ersten Buch habe ich vor fünf Jahren einen umfassenden Überblick über die Möglichkeiten der „Aufklärung" im Krieg gegen den Krebs gegeben. Fast alles davon hat heute immer noch Gültigkeit: die Kombination der Diagnosemethoden, das Risiko der Stanzbiopsie, die modernen bildgebenden Verfahren wie MRT, CT und Ultraschall und die Laboruntersuchungen auf Tumormarker wie AFP und PSA. Es gibt aber auch einige neue Entwicklungen in der Tumordiagnostik. In den letzten Jahren ist der Stellenwert der von mir schon damals sehr geschätzten PET-Untersuchung stark gestiegen, vor allem in Verbindung mit C-Cholin als Tracer (meist kurz als „Pet-Cholin-CT" bezeichnet). Wir setzen in vielen Fällen eine sehr engmaschige PET-Cholin-Diagnose ein, um eine genaue Verlaufskontrolle während und nach unserer Therapie zu gewährleisten, und der Erfolg bei vielen Patienten gibt uns recht.

In den letzten Jahren wurde viel diskutiert, ob die breitflächig propagierten Vorsorgeuntersuchungen auf Brustkrebs durch Mammographie bereits vorhandene Tumorzellen im Körper verbreiten können. Ich persönlich kann mir das gut vorstellen, wird doch die Brust der Patientin bei dieser Untersuchung gequetscht und herumgedrückt wie ein Fußball!

Aus diesem Grund und weil bei Frauen bis etwa 50 Jahren bei der Mammographie ein unnötig hoher Anteil von falsch positiven Befunden festgestellt wird, empfehlen wir eher die Kernspintomographie oder MRT, ein dreidimensionales bildgebendes Verfahren auf Basis von Magnetresonanz. Der Einsatz der MRT ist leider, gerade in der Onkologie, ein sehr umstrittenes Thema; der Grund dafür ist sowohl Neid innerhalb verschiedener Berufsgruppen (wie zum Beispiel vieler Urologen, die sich ihre geliebte Stanzbiopsie nicht nehmen lassen wollen) als auch politische und Kostengründe; laut GOÄ (Gebührenordnung für Ärzte) kostet ein MRT von 140 Euro aufwärts, je nach Organ, die Kassen erstatten aber in der Regel nur um die 100 Euro. In meinen Augen kurzsichtig, weil die Folgekosten für die Behandlung nicht rechtzeitig diagnostizierter Tumore sehr viel höher liegen.

Eine wirklich interessante neue Entwicklung in der Diagnostik von Darmkrebs ist der sogenannte SEPT9 Test, der erst seit wenigen Wochen verfügbar ist. Es scheint, dass dieser Bluttest (der von Arzt und Labor durchgeführt wird) mit 70 bis 80 Prozent Trefferquote wesentlich genauer ist als die herkömmlichen mehrstufigen Stuhltests (die der Patient selber durchführt) mit maximal 20 bis 40 Prozent Genauigkeit.

Über Prostatakrebs

Die Leser meiner ersten zwei Bücher wissen vermutlich, dass die Behandlung von Prostatakrebs eines meiner „Spezialgebiete" ist. Zum einen bin ich ja in meiner ursprünglichen Fachausbildung Urologe; aber es hat sich in den letzten Jahren, ganz ohne unser eigenes Zutun, unser Schwerpunkt in diesen Bereich verlagert. Heute sind etwa 50 bis 60 Prozent unserer Patienten solche mit Prostatakarzinomen.

Natürlich gibt es dafür sachliche Gründe: Die Fälle von Prostatakrebs sind stark im Steigen begriffen. Seit etwa zehn Jahren hat er bei Männern den Lungenkrebs „überholt", Tendenz stark steigend.

Etwa jeder zehnte deutsche Mann wird irgendwann einmal daran erkranken; obwohl diese Krebsart relativ gut zu behandeln ist, haben viele Patienten eine schlechte Prognose. Der Grund dafür ist hauptsächlich, dass Prostatakrebs meist zu spät entdeckt wird. Die Patienten kommen erst zur Diagnose, wenn sie massive Probleme haben; dann sind bei jedem Dritten bereits Metastasen da, hauptsächlich in den Knochen oder der Lunge.

Wie bei vielen Dingen in der Wissenschaft bleibt auch auf diesem Gebiet die Zeit nicht stehen. Wir entwickeln laufend neue Strategien gegen Prostatakrebs und versuchen unser Wissen über die Zusammenhänge in Diagnose und Therapie laufend zu vertiefen. Aus diesem Grund möchte ich Ihnen in diesem Kapitel einige meiner neueren Gedanken zu diesem Thema näherbringen, aber auch neue Erkenntnisse aus unserer Praxis und aus der wissenschaftlichen Forschung.

Die Diktatur der Biopsie

Was können wir daraus schließen, wenn das MRT (die Magnet-Resonanz-Tomographie), die Palpation (der manuelle Tastbefund) und auch der Ultraschallbefund nichts anzeigen? Was, wenn in einem solchen Fall ein erhöhter PSA-Wert von etwa 11 auftritt? Die fast automatische Reaktion vieler meiner Kollegen in solchen Fällen ist reflexartig „Biopsie“, das heißt also die Gewebeentnahme zum Test, zur histologischen Gewebeuntersuchung.

Das ist für mich völlig unverständlich. Wohin soll man einen solchen Patienten denn stechen, es ist ja nirgends ein Krebsknoten zu sehen?

Ich habe Patienten gehabt, die von meinen Kollegen Dutzende Male in die Prostata gestochen wurden, sozusagen „auf Verdacht“, ohne dass eine zwingende medizinische Notwendigkeit dafür vorgelegen hätte. So gerne übrigens die Biopsie als Diagnosemethode angewandt wird, so ungern wird der Patient vom Urologen zum MRT geschickt, das in so vielen Fällen wesentlich sinnvoller wäre.

Wenn der Patient bei der Biopsie Glück hat, dann fehlt ihm nichts und er wurde nur unnötig gestochen. Wenn er Pech hat, steigt sein PSA-Wert laufend weiter an und er hat vielleicht ein Mikrokarzinom, also einen winzigen Krebsherd, der noch im Entstehen ist. In so einem Fall wird durch die oftmalige Biopsie kräftig dazu beigetragen, dass sich Krebszellen in seinem Körper verbreiten können; die Diagnose trägt dann also zur Verbreitung der Krankheit ursächlich bei. Da muss man sich als verantwortungsvoller Arzt doch einmal die Frage stellen: Ist ein histologischer Befund mit Gewebeentnahme denn wirklich immer und in jedem einzelnen Fall unbedingt notwendig?

Der derzeitige Stand der „Wissenschaft“ in der Krebstherapie sagt dazu eindeutig Ja. Dafür habe ich unzählige praktische

Beweise erlebt, stets zu Lasten des Patienten. Ein Fall von vielen: Ein neuer Patient sucht mich auf, sein PSA-Wert liegt über 250. Ich bin bestürzt, als er mir erzählt, sein Urologe lehne eine sofortige Hormonblockade ab, weil er keine Biopsie an sich vornehmen lassen will.

Das ist für mich eigentlich bereits eine strafbare unterlassene Hilfeleistung von Seiten des Kollegen. Woher soll denn dieser sehr hohe PSA-Wert kommen, wenn nicht von einem Prostata-Karzinom? Bei einem Wert von um die 10 kann man vielleicht noch an eine Entzündung denken, aber in diesem Fall ganz gewiss nicht. Hier sollte offenbar versucht werden, den Patienten im Sinne der Schulmedizin zu disziplinieren und ihn in die übliche Vorgangsweise zu zwingen, ohne seine Wünsche und sein Entscheidungsrecht zu berücksichtigen.

Ich leitete natürlich sofort eine Hormonblockade ein und konnte dem Patienten schließlich wirksam helfen.

Ich habe in meinem Buch *„Die Wahrheit über Prostatakrebs"* der Behandlung mit Tiefenwärme oder Hyperthermie breiten Raum gewidmet; diese ist eine der wirksamsten Waffen in der Hand des Arztes im Kampf gegen Prostatakarzinome.

Interessanterweise gibt es für diese Methode zwar von allen möglichen Seiten sehr gute Erfahrungen und Berichte, aber sehr wenig standardisierte Vorgehensweisen und Dosisempfehlungen, nur eher allgemeine Empfehlungen der Herstellerfirmen. So haben wir über die Jahre unsere eigenen Standards entwickelt, die wir auch laufend den neuen Erkenntnissen anpassen und verbessern.

Eine Variante der Prostatahyperthermie ist die Anwendung über die Harnröhre, in der Fachsprache „Transurethrale Prostatahyperthermie" genannt. Hier gibt es kaum Studien, die belegen, wie oft man diese Wärmetherapie wiederholen müsste. Die Herstellerfirma empfiehlt zwei Anwendungen innerhalb von zwei oder drei Tagen und danach eventuell nach einigen Wochen eine weitere Wiederholung. Es steht aber nirgendwo geschrieben, dass man nicht eine vierte oder fünfte Behandlung zur Festigung der Wirkung setzen kann oder dass man beim lokal begrenzten Prostatakarzinom zwei oder drei Mal pro Jahr wiederholt. Alle diese Techniken sind nur dann sinnvoll, wenn man laufend den Status kontrolliert, am besten mit dem MRT, um zu sehen, ob ein festgestellter Krebsherd konstant bleibt, immer in Relation zum gemessenen PSA-Wert.

Es gibt dazu meines Wissens außerhalb unserer Tagesklinik keine gesicherten wissenschaftlichen Daten oder Erfahrungswerte.

Die Werte, die wir selber im Lauf der Jahre erarbeiteten, deuten darauf hin, dass man mit den geeigneten Mitteln ein Prostatakarzinom wirkungsvoll stabilisieren und sozusagen ruhigstellen kann; diese Mittel sind wie beschrieben die lokale Hyperthermie, die Ganzkörper-Hyperthermie und bei Bedarf geeignete Medikamente, das muss nicht in jedem Fall eine Hormonblockade bedeuten. Alle diese Maßnahmen werden laufend durch MRT oder auch PET-Cholin-CT kontrolliert.

Diese wirksame „Partnerschaft" zwischen der transurethralen Prostatawärmetherapie und dem MRT zeigt immer wieder Erfolge, die auch uns selbst und unsere Kollegen überraschen. Ich lege ja bekanntlich sehr großen Wert darauf, dass vor der Therapie mit der Prostatawärme eine Diagnose mittels MRT durchgeführt wird. Ich bemerke immer öfter, dass nach zwei oder drei Wärmetherapien, etwa ein halbes Jahr später, wenn zur Kontrolle ein weiteres MRT angefertigt worden ist, sich karzinomverdächtige Bezirke mit Abdunkelung der Prostatakapsel in eine ganz normale Aufhellung der Prostatakapsel entwickeln, meist einhergehend mit einer Senkung des PSA-Wertes.

Ich habe in meinen Patientenakten Berichte darüber, in denen dieser Effekt von den Radiologen, mit denen wir zusammenarbeiten, ausdrücklich im Befund markiert ist, weil eine derart radikale Verbesserung des Status sehr unüblich ist. Erst neulich hat mich ein Radiologe darauf angesprochen und war höchst verwundert, warum unsere Methode nicht auch an anderen Orten und an mehr Patienten praktiziert würde, da sie nach seiner eigenen Anschauung so wirksam. Er war mit eigenen Worten „verblüfft und sprachlos" wegen des guten Ergebnisses. Obwohl ich schon sehr lange als Arzt praktiziere, muss ich zugeben, dass ich manchmal gegen kleine Anwandlungen von Stolz und Freude über die Ergebnisse meiner Arbeit nicht zur Gänze immun bin!

Bei der Anwendung der transurethralen Prostatawärme kann es übrigens in ganz seltenen Fällen vorkommen, dass die über den Katheter übertragene Energie plötzlich ohne äußeren Eingriff stark erhöht wird und der Patient kurz Schmerzen in der Harnröhre verspürt. Daher wird die Anwendung dieser Technik laufend genau überwacht; es scheint unter gewissen Umständen Probleme damit zu geben, die erzeugte Wärme automatisch geregelt auf die Wärmesonde im Katheter zu übertragen. Das ist eine gelegentliche Komplikation, die durch die Überwachung und den Eingriff des erfahrenen Behandlers kontrolliert werden muss und kann. Genauso kann umgekehrt die Energie des Systems plötzlich abbrechen und auf null absinken, auch dies passiert nur ganz selten. Man setzt dann üblicherweise einen neuen Katheter und behebt damit das Problem. Jedenfalls muss permanent jemand zugegen sein, die Wirkung des Gerätes auf einer grafischen Anzeige kontrollieren und den Patienten beobachten.

Durch eine solche Stabilisierung des Status quo erspart man dem Patienten in vielen Fällen eine radikale und manchmal schädliche Behandlung und höchst unangenehme Nebenwirkungen wie

Impotenz, Harninkontinenz oder Stuhlinkontinenz. Vor allem Letztere tritt viel öfter auf, als allgemein bekannt ist, etwa bei jedem sechsten Patienten nach einer radikalen Prostatektomie. Es scheint mir, dass die Herren Chirurgen den Operationskandidaten diese Tatsache nicht gerade „auf die Nase binden"!

Wie dem auch sei, jedenfalls wird über das häufige Auftreten von Stuhlinkontinenz nach einer radikalen Prostatektomie so gut wie nie gesprochen, weder in Fachkreisen noch den Betroffenen gegenüber.

Angenommen, ein Patient hat eine stark vergrößerte Prostata, die ohnehin schon auf die Harnröhre drückt und das Wasserlassen erschwert. Dieser Prozess wird durch die anatomische Nähe des Dickdarms zusätzlich beeinflusst: Wenn der Stuhlgang nicht gut reguliert ist und ein prall gefüllter Dickdarm auf die Prostata drückt, dann wird dadurch der Druck auf die Harnröhre noch zusätzlich erhöht und das Wasserlassen noch mehr erschwert. Es müsste in solchen Fällen verstärkt darauf geachtet werden, dass durch ausreichendes Trinken und Einnahme von Leinsamen oder anderen geeigneten Naturprodukten der Stuhlgang regelmäßig stattfinden kann. Interessanterweise berichten mir Patienten immer wieder, dass sie nach der Anwendung der transurethralen Prostatawärmebehandlung einen besseren und leichteren Stuhlgang erleben, da sich ja die Prostata als Ergebnis der Behandlung verkleinert.

Der umgekehrte Mechanismus wäre, dass durch eine verkleinerte Prostata der Druck auf den Darm geringer wird und dieser sich besser entleeren kann. Diese Wechselwirkungen durch die anatomische Nähe zu erklären, hat aber für den Patienten, wenn der Arzt keine Rücksicht darauf nimmt, oft unangenehme Folgen, die man einfach besprechen muss.

Auch bei einer Darmresektion, wenn ein Stück Darm unten im Bereich des Enddarmes, etwa durch Divertikulose, entfernt wird und dann sich der Stuhl dadurch staut, kann das zu Beschwerden beim Wasserlassen führen, meistens bei Patienten in höherem Alter, deren Prostata schon vergrößert ist.

Ich habe in einem Fachgespräch mit einem ungarischen Professor, einem der Erfinder der von uns verwendeten Hyperthermiegeräte, übrigens einmal angeregt, ob man nicht die Prostatawärme durch die Harnröhre mit einer gleichzeitigen transkutanen (über die Haut übertragenen) Kurzwellenhyperthermie kombinieren könnte. Diese „Kombinationsbehandlung" erschien mir als logische Weiterentwicklung der derzeitigen Anwendungen. Dieses Verfahren wäre vor allem nützlich bei Fällen nach radikaler Prostatektomie, wenn sich kleinere Rezidive rund um das Operationsgebiet herum entwickeln, was leider relativ oft vorkommt.

Die technischen Fachleute meinten jedoch, dabei käme es zu physikalischen Interferenzen der Kurzwellen, die einander dadurch aufheben könnten oder eine nicht kontrollierbare und voraussagbare Form annehmen könnten. Das letzte Wort bei diesen Weiterentwicklungen ist aber noch nicht gesprochen.

Die Potenz erhalten?

Die sexuelle Potenz ist wohl für jeden erwachsenen Mann ein wichtiger Teil seines Selbstbildes und Selbstverständnisses, weitgehend unabhängig vom Lebensalter. Es hat sich im Laufe der Jahrzehnte bei den Patienten doch weitgehend herumgesprochen, dass eine Prostataentfernung oder radikale Prostatektomie bei einem großen Teil der operierten Männer zu Impotenz führt; das, obwohl von Seiten der operierenden Ärzte nicht gerade sehr nachdrücklich auf diesen Effekt hingewiesen wird!

Um dieses Problem etwas einzudämmen, wurden in den letzten

Jahren von den Chirurgen so genannte „potenzerhaltende“ Operationsmethoden für die Prostataentfernung entwickelt. Dabei werden vor der Entfernung des Organs Nervenlappen weggeklappt und danach wieder in ihre ursprüngliche Position gebracht. Dadurch soll die Manneskraft, zumindest in verringertem Umfang, erhalten bleiben.

Diese Methode ist eine gute Idee, die nur zwei kleine Probleme hat: Zum Ersten funktioniert sie in sehr vielen Fällen nicht und zum Zweiten zeigen solcherart operierte Patienten leider höhere Rezidiv-(Rückfalls-)Quoten als andere. Das sehe ich dann oft bei meinen Patienten in der Nachsorge: Der PSA-Wert steigt nach der Operation untypisch an und man fragt sich, was in der Operation genau gemacht worden ist. Man sieht in den Unterlagen nach und da steht dann: „Das dorsale Nervenbündel links ist erhalten geblieben“. Und prompt sieht man links im PET-Cholin-CT einen verdächtigen Herd. Auf Kosten dieser so genannten potenzschonenden Operationen bleibt also offenbar Tumorgewebe zurück.

Naturheilkunde

Als Ergänzung der Therapie, unter anderem beim Prostatakarzinom, ist seit einiger Zeit das bittere Aprikosenpulver bekannt. Dieses wird auch als Vitamin B_{17} oder Laetril bezeichnet.

Die beschriebene Wirkungsweise von B_{17} ist recht interessant, aber noch nicht hundertprozentig nachgewiesen. Krebszellen enthalten in hoher Menge ein Enzym namens Beta-Glucuronidase; unter dem Einfluss dieses Enzyms zerfällt das Vitamin B_{17} in Blausäure und Benzaldehyd, beides Gifte, die die Krebszellen abtöten. Gesunde, „normale“ Zellen hingegen verfügen über ein Enzym namens Rhodanase; wenn dieses vorhanden ist, wird die Blausäure in Thiocyanat umgewandelt, einen durchaus gesunden

Stoff, aus dem das Vitamin B_{12} gewonnen wird und der überdies blutdrucksenkend wirkt.

Pulver aus Aprikosenkernen ist übrigens nicht so gefährlich und giftig, wie immer angenommen wird. Auf Basis der üblichen LD50-Dosis-Berechnung ist etwa Aspirin drei- bis vier-mal giftiger als der Wirkstoff Amygdalin in den Aprikosenkernen. Und der in der Chemotherapie gern verwendete Wirkstoff Cisplatin ist etwa 500-mal giftiger als Amygdalin! Im Postversand kann man Aprikosenkern-Pulver nur aus EU-Ländern erhalten, Sendungen aus den USA und aus Mexiko werden vom deutschen Zoll fast immer abgefangen und beschlagnahmt.

Weit weniger kontrovers sind zwei andere Naturheilstoffe gegen Prostatakarzinome: Der Saft von Granatäpfeln konnte sowohl in Studien in vivo (an lebenden Menschen) als auch in vitro (im Labor) als wirksam gegen das Wachstum von Prostatakarzinomen nachgewiesen werden und wird in der Fachliteratur besonders für Patienten empfohlen, die eine abwartende Therapie („Watchful Waiting“) wünschen. Auch die Gelbwurzel oder Kurkuma (eine Verwandte des Ingwers) ist in Deutschland seit 1930 im Deutschen Arzneibuch als pflanzliches Arzneimittel gelistet. Ihre gelben Pigmente gelten als krebshemmend.

Höchst interessant ist die Entwicklung der Untersuchungen über Leinsamen (der allgemein nur als Abführmittel bekannt ist) in der Therapie von Prostatakarzinomen: Forscher der Duke University in North Carolina haben eine kontrollierte Studie vorgestellt, bei der 161 Patienten einige Wochen vor ihrer Operation täglich 30 Gramm Leinsamen einnahmen. Die Analyse des entnommenen Gewebes nach der Operation bewies eine Verringerung des Tumorwachstums um 30 bis 40 Prozent durch die im Leinsamen enthaltenen Lignane.

In meinem letzten Buch hatte ich die Wirkung von Prostasol besprochen, einer pflanzlichen Wirkstoffkombination, die den PSA-Wert senken kann; seither haben mich viele Patienten darauf angesprochen, ob man dieses Produkt nicht daheim in Eigenregie einnehmen kann. Aufgrund möglicher Nebenwirkungen muss ich davon entschieden abraten!

Ein neues Produkt ist uns vor kurzem zur Verfügung gestellt worden, das wir derzeit testen. Es heißt Prostectan und kommt aus Holland. Dabei handelt es sich um eine Mischung aus Sägepalme und Reishi-Pilz mit verschiedenen Polyphenolen, kolloidalem Siliciumdioxid und anderen Stoffen.

Vorsorgeuntersuchungen: Wenig Sinn und viel Unsinn

Die Vorsorgeuntersuchung in Deutschland: auf den ersten Blick eine gute Idee. Auf den zweiten Blick: ein Schlag ins Wasser. Sie verdient das Wort „Vorsorge" meines Erachtens gar nicht, weil dabei kaum jemals ein PSA-Wert bestimmt wird. Meistens wird nur abgetastet (palpiert) und ein Haemoccult-Test durchgeführt. Oft wird nicht einmal mehr die Untersuchung mit transrektalem Ultraschall durchgeführt. So wird ein primäres oder kleines Karzinom sehr oft gar nicht entdeckt.

In diesem Sinne hat die „Vorsorgeuntersuchung" ihren Namen gar nicht verdient. Mir kommen sogar immer wieder Fälle zu Ohren, in denen Hausärzte einem informierten Patienten den PSA-Test verweigern, wenn dieser ihn nicht selbst bezahlt. So weit ist also unsere Milliarden teure, hoch technisierte und spezialisierte medizinische Versorgung gekommen: die Früherkennung einer Volkskrankheit und einer der häufigsten Todesursachen scheitert an der Bezahlung von 13 Euro oder einem ähnlichen Betrag dieser

Größenordnung! Angesichts der vorherrschenden Behandlungsmethoden muss man sich fragen, ob diese Versäumnisse nicht im Umkehrschluss ein Glück für die Patienten darstellen. Ich habe schon öfters erwähnt, dass die Dunkelziffer bei Prostatakarzinom weitaus höher ist, als man gemeinhin annimmt, dass also sehr viele Männer mit, aber nicht an Prostatakrebs sterben, ohne dass sie oder ihre Ärzte davon wissen. Diese auf den ersten Blick etwas saloppe Behauptung kann wissenschaftlich gut untermauert werden. Ich hatte früher bereits einmal eine große Studie zitiert, bei der Patienten nach radikaler Prostatektomie eine etwas kürzere Lebenserwartung hatten als die, bei denen „Watchful Waiting" praktiziert wurde. Die weitaus bessere Lebensqualität der letzteren Gruppe durch Wegfall von Impotenz und Inkontinenz ist in diesen Vergleich noch gar nicht eingeflossen.

Meine durchaus gut fundierten Annahmen in Richtung der üblichen Vorsorge werden durch die Erfahrungen in der Praxis solide bestätigt: Ein Patient namens Alfred M. hat mir berichtet, er habe stark schwankende PSA-Werte und sei schon 90-mal für Biopsien in die Prostata gestanzt worden. In meinen Augen ein klassisches Fehlverhalten: Mit Tastbefund und mit Ultraschall wurde nichts gefunden, nur der PSA-Wert stieg immer weiter an und man unternahm ganz stur keinerlei therapeutische Maßnahmen, weil man bioptisch keinen Befund erstellen konnte.

Ein ähnlicher Fall: Ein 70-jähriger Mann, der die Biopsie verweigert hatte, vom Urologen aus der Praxis geworfen wurde und zu mir kam mit dem enormen PSA-Wert von 3.000. Der höchste Wert, den ich je erlebt habe, war übrigens 25.000. Ich habe ihm sofort eine Hormonblockade gegeben, sonst hätte ich mich einer Verletzung der Sorgfaltspflicht und der unterlassenen Hilfeleistung schuldig gemacht. Zum Glück hatte er noch keine Metastasen entwickelt, sprach auf die Hormongaben gut an und man konnte nach und nach hormonfreie Intervalle einschieben. Er hat jetzt einen PSA-Wert von 3 erreicht und, soweit mir bekannt, bis jetzt stabil gehalten.

Bei einem neuen Patienten unserer Tagesklinik war zuvor beim Urologen ein PSA-Wert von 370 festgestellt worden. Der Kollege verordnete die Einnahme eines Antibiotikums für 14 Tage und stellte danach einen PSA von 390 fest. Unsere Diagnose bei diesem Patienten zeigte dann auch, dass es radiologische Zeichen eines Prostatakarzinoms gab, das bereits Metastasen im Lymphsystem und den Knochen gebildet hatte. Was sind das für Kollegen, die an der Durchführung einer MRT-Diagnose herummäkeln, aber in einem solch klaren Fall keine sofortige Hormonblockade setzen? Das ist, als wollte man einen akuten Blindarmdurchbruch nicht operieren, weil noch keine Abdomenübersichtsaufnahme gemacht wurde oder weil der Patient aus persönlichen Gründen einen Teil der Behandlung oder Untersuchung ablehnt.

Manchmal habe ich den Eindruck, dass gerade über den Prostatakrebs viel Information in den Medien verbreitet wird, leider aber genau das Falsche. Zum einen werden die Probleme mit Inkontinenz und Impotenz kaum jemals in der Publikumspresse offen angesprochen; zum anderen wird für die aus meiner Sicht derzeit bedenkliche und wenig geeignete Praxis der Massen-„Vorsorge" und „Früherkennung" allenthalben die Werbetrommel gerührt und jeder, der möchte, darf seinen Senf dazu geben.

Ich habe zum Beispiel gerade vor mir einen aktuellen Ausschnitt aus der „Rheinischen Post" liegen, in dem zwei neue Ordinarien für Urologie einen Kommentar zu dem abgeben, was sie so als Prostatatherapie bezeichnen. Erstaunlich inhaltsarm und hauptsächlich aus Binsenweisheiten bestehend: Man solle unbedingt PSA-Wert kontrollieren und Ähnliches. Sogar Inkontinenz und Impotenz werden vorsichtig angesprochen. Außerdem wird die neue „Da-Vinci"-Operationsmethode über den grünen Klee gelobt, bei der ein Operationsroboter anstatt der Hand des Operateurs den Tumor entfernt. Hier wird ein typisches „Nicht-Problem" gelöst: Eine radikale Prostatektomie ist keine Raketenwissenschaft, der Schwierigkeitsgrad dieser Operation ist nicht sonderlich hoch. Die Probleme liegen ganz woanders: Es wird viel zu oft operiert, es wird viel zu oft bestrahlt.

Zum allseits in den Medien getrommelten Thema „Früherkennung" möchte ich an dieser Stelle den Standpunkt aus der Sicht der Biologischen Intensivtherapie festhalten: Gerade beim Frühstadium des Prostatakarzinoms herrscht nämlich in der traditionellen Therapie ein ganz schlimmes Therapievakuum. Wenn der Patient das Glück hat, dass er nicht mit einer vielleicht völlig unnötigen Operation überrumpelt wird, dann fällt er möglicherweise dem Verfahren in die Hände, das medizinisch als „Watchful Waiting", also als „aufmerksames Zuwarten", bezeichnet wird.

Für den medizinischen Laien, und leider auch für viele Ärzte, bedeutet dies fälschlicherweise, abzuwarten und gar nichts zu tun. Das ist für uns eindeutig nicht der Sinn von „Watchful Waiting". Es gibt eine Vielzahl von kontrollierenden Diagnoseverfahren und begleitenden Maßnahmen, die genau in dieser Phase unbedingt durchgeführt werden können oder müssen: Regelmäßige Statuskontrolle mit dem MRT, Hyperthermie und andere Maßnahmen, um den PSA-Wert zu senken. Die Diagnose mit dem MRT kann uns oft sehr wertvolle Hinweise liefern, auch in Fällen, bei denen der transrektale Ultraschall oder die Palpation (der Tastbefund) noch keine Anhaltspunkte für einen Tumor ergeben. So kann zum Beispiel eine Schwärzung der Prostatakapsel im MRT ein erstes radiologisches Zeichen für Prostatakarzinom sein. Oft sehen wir dann nach einer transurethralen Wärmebehandlung der Prostata eine Aufhellung als Zeichen des Therapieerfolgs. Gerade in solchen Fällen, wenn im Frühstadium keine völlige Klarheit besteht, neigen die herkömmlichen Urologen entweder zur Überreaktion, das heißt, die Prostata sofort und vielleicht unnötig aus dem Körper herauszureißen; oder sie reagieren unter, indem sie zu lange zuwarten und den Patienten anweisen, in einigen Monaten wieder zu kommen, um bei Gelegenheit mal den PSA-Wert zu kontrollieren.

Genau das meine ich, wenn ich von „therapeutischem Vakuum" spreche, das von anderen Kollegen vielleicht als „Watchful Waiting" bezeichnet wird! Watchful Waiting ist ein aktives und geplantes Konzept und kein passives Abwarten. International bezeichnen Kollegen, die ähnlich denken wie ich, dieses Vorgehen vermehrt mit einem anderen Namen, nämlich „Active Surveillance", also aktive Überwachung, was die Sache sehr viel besser beschreibt.

Mir ist bewusst, dass viele meiner Kollegen sich durch diese Ansichten provoziert fühlen; nach Erscheinen meines Buchs über Prostatakrebs habe ich viele diesbezüglich Reaktionen erhalten, die von wütend bis besorgt reichten. Manche sprachen davon, dass Deutschland gar von einer „MRT-Welle überschwemmt" werde und diese so nützliche Diagnosemethode zu oft eingesetzt werde, vor allem zuungunsten der Biopsie. Diese Reaktion erscheint mir sehr kurzsichtig, vor allem im Sinne der Patienten. Denn wenn ich mit dem MRT nichts finde, wohin soll ich bei einer Biopsie denn mit der Nadel stechen?

Diagnose: Die Zukunft beginnt heute

Natürlich prüfen wir laufend neue Verfahren in der Diagnose, die wir nach dem Gewinnen von gesicherten Erkenntnissen entweder verwerfen oder in unser Konzept integrieren, je nach Zuverlässigkeit, Aussagekraft und Integrationsmöglichkeit in unser Gesamtkonzept. Zum Beispiel evaluieren wir zurzeit einen Test, der ohne Blutabnahme, nur anhand einer Urinprobe, angeblich mit einer Sensitivität von 91 Prozent das Vorliegen von Prostatakrebs feststellen kann. Dies funktioniert über die Bestimmung von über 6.000 Eiweißen, sogenannten Polypeptiden, in einem Verfahren, das nicht mehr als eine Stunde benötigt. Dieser „DiaPat" genannte Test kann auch für eine größere Anzahl anderer Krankheiten angewendet werden, zum Beispiel Herzkrankheiten, Diabetes oder Nierenerkrankungen.

Ein weitere hoch interessante Neuheit hat sich hier ganz in unserer Nähe ergeben: Professor Alfred Böcking, ein Pathologe an der Universitätsklinik Düsseldorf, hat ein Verfahren für die Voraussage der Gefährlichkeit von Tumoren entwickelt, das auf einer DNA-Analyse beruht. Er verwendet einen Gewebsschnitt aus Prostatagewebe und führt an diesem eine Untersuchung durch, die als DNA-Bildzytometrie bezeichnet wird. Aus dieser kann er voraussagen, ob aufgrund eines bestimmten Verteilungsmusters der DNA ein gefundener Tumor mehr oder weniger aggressiv ist.

Wir setzen in dieses Verfahren große Hoffnung und wollen es, wenn es sich weiter bewährt, in unser Therapie- und Kontrollverfahren einbinden; es sieht so aus, als ob diese DNA-basierte Diagnose zusammen mit der Kontrolle durch bildgebende Verfahren wie MRT noch besser helfen könnte, unnötige Behandlungen zu vermeiden und ein noch genaueres Bild über die Entwicklung von Tumoren zu erhalten.

Professor Böcking hat mein Buch über Prostatakrebs mit Interesse gelesen und sich sehr freundlich darüber geäußert. Ich habe mich lange darüber mit ihm unterhalten und viele Parallelen in unseren Erfahrungen feststellen können. Er empfiehlt übrigens, falls wirklich nötig, für Biopsie-Untersuchungen die Technik der Feinnadelbiopsie mit der Franzen-Nadel, welche wesentlich schonender und wahrscheinlich weniger gefährlich für die Ausbreitung beginnender Tumorherde ist. Obwohl Professor Böcking ein klassischer

Schulmediziner und voll im Klinikbetrieb integriert ist, wird er für seine Entwicklungen massiv angefeindet. Er hat mir sogar einmal angeboten, einige anonyme Drohbriefe einzusehen, die er von Urologen erhalten hat.

Das ist für mich gar nicht so überraschend, da diese weiter verbesserte Kontrollmöglichkeit für den Verlauf eines Prostatakarzinoms dazu führen würde, dass weniger Patienten quasi überrumpelt würden und dass nicht so viel und so schnell operiert und bestrahlt würde; dass eine Behandlung mit Ziel und Plan und unter größtmöglicher Schonung des Patienten stattfinden könnte.

Es gibt übrigens seit nunmehr 30 Jahren ein neuartiges Diagnose- und Behandlungskonzept für Prostatakrebs, das wir selber 1979 im Rahmen der Habilitation erstellt und zum Teil auch getestet haben. Es ging dabei darum, zu untersuchen, ob Prostatagewebe bei Krebsverdacht bestimmte Hormonrezeptoren aufweist; diese könnten dann im Rahmen einer Therapie lokal mit Antihormonen beeinflusst werden. Leider hatten wir im Rahmen dieser Arbeit nicht die nötigen Mittel an Geld und Zeit zur Verfügung und so sind wir nie zu schlüssigen Erkenntnissen gekommen.

Auch heute noch wird (im Gegensatz zum Brustkrebs) bei Prostatakrebs keine Bestimmung der Hormonrezeptoren vorgenommen, da nach gängiger Lehrmeinung das Prostatakarzinom gut auf Hormonentzug anspricht und dieser daher routinemäßig eingesetzt wird, wenn andere Methoden nicht oder nicht mehr angewendet werden können.

Über neue Theorien und Ideen

Mir ist natürlich sehr wohl bewusst, dass unsere Arbeit in der Tagesklinik, so ambitioniert sie auch ist, nur einen winzigen Teil der Forschungen und Neuerungen darstellt, die laufend auf der ganzen Welt im Bereich der Onkologie erfunden, getestet, postuliert oder angedacht werden.

Ich informiere mich selbstverständlich laufend über alle möglichen (und unmöglichen) Entwicklungen in der Onkologie; zusätzlich oder parallel entwickle ich selber laufend neue Ansätze, von denen sich natürlich viele als nicht realisierbar erweisen. Viele interessante Dinge werden von mehreren Forschern gleichzeitig an verschiedenen Orten entwickelt und so habe ich schon öfters gesehen, dass meine Ideen an anderer Stelle schon vorhanden waren.

Es gibt so viele Aspekte und Gesichtspunkte in der Krebsforschung, dass ein einzelner Mensch oder ein kleines Team sie unmöglich alle überblicken kann, so faszinierend diese Welten auch sein mögen. Alleine die neuesten Entwicklungen in der Neurobiologie und der Neurophysiologie könnten jedes Jahr viele dicke Bücher füllen. Jede Erkenntnis wirft neue Fragen auf: Gibt es zum Beispiel ein Krebszentrum im Gehirn, so wie es das Broca'sche Sprachzentrum gibt? Bisher wurde immer einfach angenommen, dass Krebs existiert und metastasiert, aber kaum darüber geforscht, ob es zentrale Auslöser dafür gibt und welche das sein könnten.

Die Rolle des Immunsystems bei Krebs ist gerade für meine Arbeit ein ganz zentrales Thema; sie wird in Forschung und Lehre gerade einmal so akzeptiert, aber bei weitem nicht mit der

Bedeutung, die dem Immunsystem eigentlich zukommt. Das Immunsystem des menschlichen Körpers ist eine faszinierende Welt für sich, die ich in meinem ersten Buch etwas ausführlicher beschrieben habe; und ich finde, das ist eines der besten Kapitel dieses Buchs.

Eine neuartige Entwicklung der letzten Monate betrifft ein „Tuning“ des menschlichen Immunsystems: Die sogenannten bispezifischen Antikörper. Das sind gentechnisch hergestellte Antikörper, die statt nur einer einzigen Bindung zwei Bindungen, sozusagen mit zwei „Händen“, eingehen können, Dadurch können sie gleichzeitig eine Krebszelle und eine T-Zelle oder „Killerzelle“ festhalten und dadurch die Krebszelle ihrem gerechten Schicksal zuführen. Obwohl dieses Verfahren derzeit (August 2009) erst bei 38 Patienten erfolgreich angewandt wurde, erwarte ich mit großem Interesse, wie es damit weitergeht. Auf diese Therapiemöglichkeit hat übrigens Dr. Erich Dieter Hager, der ärztliche Direktor der BioMed-Klinik in Bad Bergzabern, bereits 1996 in „Komplementäre Onkologie“ hingewiesen.

Ein Gebiet, das in der Praxis noch so gut wie nicht bearbeitet wurde, ist die Feststellung der Wirksamkeit komplementärer Methoden in der Tumortherapie. Hier böten sich etwa sogenannte Mikromodelle an: Eine einzelne Tumorzelle zum Beispiel einer Ozonatmosphäre auszusetzen oder einer Ozonlösung oder einer Mistellösung. Man weiß ja, dass Ozon oberflächliche Tumoren angreift, wie bei Blasentumoren, wie ich das bei Patienten auch schon in der Praxis durchgeführt habe.

Interessant wäre auch, zu testen, auf welche Art genau die Hyperthermie in der Tumorzelle ihre Wirkung erzielt. Gibt es da einen Wärmestau, eine Acidose, eine Sauerstoffwechsellage der Tumorzelle? Auch dafür könnte man Modelle mit einzelnen Zellen entwickeln; das ist auch schon versucht worden, aber extrem schwierig. Auch zu untersuchen: Was bedeutet eine Destabilisierung der Tumorzellenmembran? Dem Vitamin C wird ja zum Beispiel nachgesagt, dass es die Membran destabilisiert, aber nur wenn das Vitamin C hoch dosiert und intravenös verabreicht wird. Hier herrscht ein großer Nachholbedarf, damit man die komplementäre Therapie aus der reinen Erfahrungsmedizin herausholt und ihre Wertigkeit an wissenschaftlich überprüfbaren Modellen darstellt.

Auch in der Diagnostik tut sich viel Neues: etwa ein neuer Urintest, der eine verbesserte Diagnose von Prostatakarzinomen ermöglichen soll. Durch die Feststellung von Sarkosin, einem Bio-Indikator, der nur in Urinproben von Patienten mit Prostatakrebs vorkommt, soll die Genauigkeit herkömmlicher Testmethoden wesentlich übertroffen werden. Die praktische Verfügbarkeit dieses Tests kann aber noch länger dauern.

Ebenfalls derzeit ganz neu im Einsatz ist ein diagnostisches Verfahren auf Basis der Transketolase. Der Biologe Dr. Coy aus Darmstadt hat einen Bluttest entwickelt, der ein Enzym namens TKTL1 nutzt, um besonders aggressive (sogenannte TKTL1-positive) Krebszellen nachzuweisen. Seine Trefferquote wurde überprüft durch und ist vergleichbar mit dem FDG-PET, einem sehr zuverlässigen bildgebenden Verfahren. Der Test ist anwendbar für etwa 80 Prozent aller bekannten Krebsarten. Dr. Coy hat ergänzend zu seinem Testverfahren ein komplettes Ernährungsprogramm entwickelt und dazu ein Buch geschrieben, das vor wenigen Wochen im GU-Verlag erschienen ist. Ich habe mit ihm bereits ein längeres Gespräch darüber geführt und bin neugierig, wie sich das Projekt entwickelt; es scheint, dass hier an die Ideen des deutschen Nobelpreisträgers Otto Warburg angeknüpft wird, der bereits 1930 postuliert hatte, dass Stoffwechselprozesse ursächlich an der Entstehung von Tumoren beteiligt sind. Diese Theorie konnte interessanterweise erst in den letzten drei Jahren ansatzweise praktisch nachgewiesen werden, auch im Zusammenhang mit Glykolyse und anaerobem Tumorwachstum.

Viele interessante neue Ideen werden im Rahmen von populärwissenschaftlichen Büchern verbreitet; eines davon ist zum Beispiel „Das heilende Bewusstsein“ von Joachim Faulstich. Es geht dabei um Heilungen von schweren Krankheiten ohne erkennbare äußere Einwirkung oder Behandlung, also rein durch die Selbstheilungskräfte des Körpers, meist in Verbindung mit psychischen Komponenten. Diese Fälle sind gar nicht so selten, seit Urzeiten bekannt und werden heute wissenschaftlich als „Spontanremission“ bezeichnet.

Auch die immer wieder berichteten Heilungen durch eigentlich wirkungslose Scharlatanerie, aber auch die Heilwirkung in den Placebo-Gruppen großer Studien beruhen auf denselben Mechanismen und Kräften unseres Körpers und unseres Geistes.

Meine eigene Erfahrung hat gezeigt, dass für Krebspatienten die rein geistige Beschäftigung mit Heilung nicht als ausreichend empfunden wird; man will etwas „tun“, also äußerliche Mittel oder Aktivitäten sehen, an denen sich die geistigen Heilkräfte orientieren können.

Über gesunde Lebensweise

Das Thema „Ernährung“ ist in der Medizin höchst umfangreich, facettenreich und beinahe unerschöpflich. Gerade im Zusammenhang mit Krebstherapie ist es immer wieder aktuell.

Wir dürfen aber dabei einen grundsätzlichen Leitsatz nie aus den Augen verlieren: Man kann durch Ernährung alleine keine Tumorzelle abtöten und auch keine Mikrometastasen verhindern. Man kann mit seiner Ernährung aber eventuell dazu beitragen, sich vor Krebs zu schützen, in welcher Form auch immer das funktionieren mag.

Sehr populär bei Krebspatienten scheint aus meiner Erfahrung leider die sogenannte Breuß-Diät zu sein; das ist eine Fastenkur, die mit verschiedensten Ideen angereichert ist, zum Beispiel mit mittelalterlichen Säftelehren und den Lehren von Pfarrer Kneipp. Die etwas naive und jedenfalls grundfalsche Annahme der Breuß-Diät ist, dass Krebszellen sich ausschließlich von fester Nahrung ernähren und daher „ausgehungert" werden können, wenn man sich 42 Tage lang nur von Fruchsäften und Kräutertee ernährt. Selbstverständlich ist die Wirkung dieser Diät nie erfolgreich bewiesen worden, sie kann höchstens Schaden anrichten.

Grundsätzlich ist eine Diät und ein abgestimmtes Bewegungsprogramm für die meisten unserer Patienten aber zu empfehlen; die meisten kommen zu uns mit signifikantem Übergewicht. Obwohl es keinen direkten und ursächlichen Zusammenhang zwischen Übergewicht und Krebserkrankung gibt, ist dieses doch ein wichtiger Faktor für die gesamte Konstitution eines Menschen.

Ein keines Detail am Rande: Der deutsche Nobelpreisträger des Jahres 2008, der Virologe und ehemalige Leiter des Deutschen Krebsforschungszentrums, Harald zur Hausen, hält Rindfleisch, das nicht genügend gegart ist, für einen Risikofaktor für Darmkrebs! Zur Hausen erhielt den Nobelpreis übrigens für seine Forschung über das HPV-Virus, das Gebärmutterhalskrebs auslöst und heute durch eine Impfung in Schach gehalten werden kann. Ein Beispiel, wie theoretische Forschung in praktische Medizin übergeführt wird, die zur Heilung der Patienten beitragen kann.

Ganz wichtig ist neben der Ernährung auch die Flüssigkeitszufuhr, am besten klares Wasser. Die richtige Menge kann jeder Laie selber bestimmen: So viel trinken, dass der Urin hellklar wird. Jede gelbe oder dunklere Verfärbung zeigt an, dass die Trinkmenge zu gering war. In der Regel sind das so 1,5 bis 2 Liter pro Tag, je nachdem, wie groß und schwer ein Patient ist. Wem Wasser zu langweilig schmeckt, kann sich einen Tee zubereiten.

Zum Abschluss der Hinweise für einen gesunden Lebensstil ein Buchtipp: „Krebszellen mögen keine Himbeeren. Nahrungsmittel gegen Krebs“ von zwei Ärzten, Dr. Richard Beliveau und Dr. Denis Gingras. Die beiden kanadischen Molekularmediziner haben auf der Basis biochemischer Theorien Verbindungen zwischen Ernährung und Krebs erforscht und beschreiben gut verständlich und bildhaft, welche Nahrungsmittel krebshemmende Wirkungen haben können.

Über die Welt, in der wir leben

Ich gebe es offen zu: Vieles in diesem Buch handelt von einer kleinen Welt, in der die meisten Dinge für mich in Ordnung sind. Ich spreche von der Welt in unserer Tagesklinik, wo wir täglich nach meinen Vorstellungen und Erfahrungen kranken Menschen helfen. Wir können dabei viele schöne Siege im Kampf gegen den Krebs erringen, natürlich verbunden mit manchen bitteren Niederlagen.

Ich denke aber, ich sollte auch ein Kapitel all den Dingen widmen, die außerhalb der kleinen Welt unserer Tagesklinik passieren, natürlich vor allem in Bezug auf die Onkologie. Dinge, die unsere Arbeit und die Gesundheit, ja das Leben unserer Patienten beeinflussen; Dinge, die mit der Forschung, der Politik und dem Geschäft zu tun haben, Dinge, um die es in den meisten Fällen nicht zum Besten steht.

Aber das ist die Welt, in der wir leben.

Eines der Dinge, über die ich hier schreiben möchte, ist der Stellenwert, den unsere Gesellschaft und die Politik, die die Willensbildung dieser Gesellschaft nachvollzieht, der Rettung krebskranker Menschen beimessen. Dieser Stellenwert lässt sich am besten nicht an den zahlreichen Sonntagsreden und Versprechungen feststellen, sondern ganz nüchtern an dem Anteil von unser aller Steuergeld, der für die Hilfe und Forschung zugunsten der Krebsopfer verwendet wird. Und natürlich auch am Verhältnis dieser Ausgaben zu anderen Investitionen, die wir Steuerzahler bezahlen.

Ein Beispiel: Deutschland ist mit 19 anderen Mitgliedsstaaten an CERN, der Organisation für physikalische Grundlagenforschung, beteiligt. Allein wir Deutsche bezahlen dafür im Jahr etwa 144 Millionen Euro, um ein schwarzes Loch (physikalisch und finanziell zu verstehen) in Form eines riesigen Teilchenbeschleunigers am Genfer See zu konstruieren, der bisher meist kaputt ist. Die Gesamtkosten für die Steuerzahler aller Staaten betragen ungefähr 700 Millionen Euro. Natürlich nur für dieses eine Jahr, für 2009.

Was wird forschungsmäßig nun für die Krebskranken getan? Deutschland finanziert indirekt auch die IARC, das ist die internationale Agentur für Krebsforschung der WHO, der Weltgesundheitsorganisation. Hier stehen pro Jahr rund 14 Millionen Euro zur Verfügung, etwa der gleiche Betrag wird zusätzlich von externen Quellen zusammengeschnorrt oder „eingeworben".

Natürlich investiert auch die Pharmaindustrie in die Krebsforschung. Freilich nicht uneigennützig. Wenn Sie meine Bücher aufmerksam gelesen haben und nun die Jubelmeldungen in den Medien mit anderen Augen lesen, werden Sie bereits wissen, dass es dabei immer nur darum geht, noch mehr Medikamente für die Chemotherapie zu verkaufen. Die Erfolge oder besser Nicht-Erfolge dieser Strategie in den letzten 50 Jahren sind bekannt.

Das ist die Welt, in der wir leben.

Man möchte meinen, dass wir alle, Mediziner, Patienten und interessierte Laien, über Krebs und alles, was damit zu tun hat, umfassend und ausreichend informiert sind. Sie können fast täglich im Fernsehen und in der Boulevardpresse über neue Erfolgsversprechungen und rosige Zukunftsaussichten in der Krebsbekämpfung hören und lesen, oft in reißerischer und wenig sachkundiger Form, erkennbar von Interessen einzelner Gruppen gesteuert; auch die Fachzeitschriften, die ich lese, sind voll von Studien und Berichten des gleichen Inhalts, nur komplizierter und mit mehr lateinischen Ausdrücken formuliert. Seltsam ist dabei eigentlich nur, dass heute noch genau so viele Menschen an Tumoren sterben wie vor zehn oder 20 oder 30 Jahren.

Fast könnte man meinen, dass die Pharmaindustrie mit den Medien eine Schicksals- und Interessensgemeinschaft eingegangen ist: Diese wollen „Quote", interessante und möglichst spektakuläre Berichte, am besten solche, die mit Emotionen wie Angst oder Hoffnung spielen. Jene wollen Stimmung machen, damit neue oder nicht ganz so neue Medikamente wie Zytostatika von den Patienten verlangt und von den Krankenkassen bezahlt werden.

Aber nicht nur die Hersteller von Zytostatika (d. h. Chemotherapie) wollen öffentlich gehört werden und Kasse machen. Auch andere sensationelle neue Entwicklungen wurden laut propagiert; leider hat keine davon einer nennenswerten Zahl von Krebskranken das Leben gerettet: die Gentherapie, die Krebsimpfung, neue Formen von Hormonblockaden, Antikörpertherapie, neue Operationsmethoden.

Schall und Rauch. – Das ist die Welt, in der wir leben.

Besonders irreführend finde ich die verstärkten Medienberichte der letzten Zeit über „leichte" Chemotherapie, die „weniger belastend" für die Patienten ist. Nachdem sich inzwischen bei vielen Betroffenen scheinbar herumspricht, dass Chemo vielleicht mehr schadet, als sie nützt, sollen durch eine scheinbar abgeänderte Form dieser Behandlung neue Hoffnungen geschürt und berechtigte Bedenken zerstreut werden.

Kein Wort in den Medien über Krebsvorsorge, über Prophylaxe, über Immunstärkung. Dafür marktschreierische Werbung für „Früherkennungsprogramme", bei denen die einfachsten, aber eminent wichtigen Diagnosemethoden ausgelassen und eminent hilfreiche

Mittel wie MRT viel zu selten verwendet werden, Programme, die in vielen Fällen nur dazu führen, dass Menschen ohne Bedenkzeit in oft unnötige Brust- oder Prostataoperationen getrieben werden.

Das ist die Welt, in der wir leben.

Eine Welt, in der die Routinebehandlung darin besteht, das Immunsystem von Millionen todkranker Menschen durch Operation und Zellgifte zu schwächen und sie dann als „geheilt" nach Hause zu schicken. Dort entwickeln sich dann in Ruhe die Mikrometastasen und Metastasen, die meist nach zwei oder drei Jahren entdeckt werden und an denen die große Mehrzahl der Krebsopfer stirbt. Oft kommt es durch die Chemotherapie erst zu einer „Explosion" des Tumors! Eine Therapie, die jährlich Milliarden Euro kostet und Menschen vom Leben zum Tod befördert. Patienten, denen von ihren Kassen die Kosten für die Biologische Intensiv-Therapie verweigert werden, die pro Patient einen winzigen Bruchteil dieser Kosten ausmachen.

Das ist die Welt, in der wir leben.

Eine Welt, in der der Wunsch von immer mehr Menschen nach einer weniger schädlichen Tumorbehandlung immer öfter schamlos ausgenutzt wird; Kliniken, die „biologische" Krebstherapien anbieten und in denen dabei routinemäßig Chemotherapie angewendet wird, weil sonst die Krankenkassen die Gesamtbehandlung nicht bezahlen würden.

Sogenannte Komplementärmediziner, aus deren Patientenbriefen ich entnehmen muss, dass für sie ein „Carcinoma in situ" gar kein richtiger Krebs sei und man könne das mit einer einzigen (!) Teilwärmebehandlung behandeln und die Patientin anschließend entlassen.

Eine Welt, in der sowohl unseriöse Schulmediziner als auch unseriöse Komplementärmediziner ihr Spiel mit dem Leid von Patienten treiben: schwunghafter Handel mit angeblichen Wundermitteln aus Russland, der über Österreich und andere Länder läuft, Ärzte, die sich daran beteiligen, Handelsfirmen, deren Manager schließlich im Gefängnis landen. Und Patienten, die dies mit sich zulassen.

Das ist die Welt, in der wir leben.

Eine Welt, in der alle, die es eigentlich besser wissen müssten, Gesundheitspolitiker, Krankenkassenmanager, führende Mediziner und Forscher, bewusst die Augen vor den eigentlichen Problemen verschließen. Ein einziger Kollege, ein bekannter Urologe, hat jemals den Mut gefunden, dies mir gegenüber auszusprechen: Er hat gemeint: „Wenn deine (durchaus richtige) Vorstellung von Krebsvorsorge auf breiter Basis umgesetzt wird, dann kracht das gesamte Gesundheitswesen zusammen!" Eine berechtigte Befürchtung des herrschenden Systems. Aber nach den Ereignissen der letzten zwölf Monate in der Weltwirtschaft sehe ich das stark relativiert: Wenn ein Haufen teils unfähiger, teils geldgieriger und teils kriminell unvorsichtiger Bankmanager innerhalb weniger Wochen erreichen kann, dass das katastrophale Ergebnis ihrer Machenschaften mit allem, was der Staat zu geben hat, blitzschnell bereinigt wird, dann wird es ja wohl auch möglich sein, auch für Millionen sterbenskranke Deutsche einen kleinen Teil dieser Anstrengung aufzubringen. Schließlich haben genau diese Menschen, als sie noch gesund waren, durch ihre Arbeit und ihre hohen Steuern die Mittel für die Rettung der Wirtschaft erarbeitet. Aber außer mir denkt wohl niemand so. Ich kann oft nicht verstehen, warum hier nicht ein Aufschrei und ein Ruck durch Deutschland geht.

Das ist die Welt, in der wir leben.

Über die Medien

Wenn Sie kurz über die Bedeutung der öffentlichen Medien in Ihrem Leben nachdenken, darüber, welche Rolle Zeitungen und Fernsehen für sie spielen, werden Sie Folgendes bemerken: Den Großteil der Dinge, an die Sie glauben und die Sie für richtig und bewiesen halten, haben Sie wahrscheinlich aus den Medien erfahren und nicht aus eigener Anschauung, Schulbildung oder Erfahrung.

Leider besteht das Selbstverständnis der Menschen, die Zeitungen, Zeitschriften und Fernsehen gestalten, nicht darin, dass sie der Welt eine möglichst genaue Beschreibung der Wahrheit und der Tatsachen bringen wollen. Gedruckte Medien und TV sind vor allem darauf aus, „Quote" und hohe Auflagen zu erreichen und damit möglichst viel Werbung in Form von Inseraten und Werbespots zu verkaufen.

Hier komme ich zu unserem Thema, zu Gesundheit im Allgemeinen und Krebs im Besonderen: Die Fakten, die Ihnen täglich über diese Themen vorgesetzt werden, sind ein buntes Sammelsurium von Erfindung und Wahrheit, von Wissenschaft und Sensationsgier, von Politik und Geschäft, von Halbwissen und Gerüchten.

Nicht nur die „Macher" der Medien stehen unter Erfolgsdruck; auch die Menschen, die die Tatsachen liefern, über die berichtet werden soll, kochen oft ihr eigenes Süppchen. So gut wie nichts, was in den Medien berichtet wird, passiert aus purem Interesse oder aus Erfüllung der Informationspflicht. Die meisten Dinge, über die berichtet wird, haben ihren Weg in die Öffentlichkeit mit sanftem Druck gefunden: Ob es die Aussicht auf lukrative Werbeeinschaltungen ist oder die nimmermüde und ausdauernde Arbeit der PR-Agenten, immer stehen gezielte Interessen hinter dem, was Ihnen, scheinbar neutral, berichtet wird.

Medizin, Medien und Politik?

Auch hinter dem, was nicht in die Zeitung oder ins Fernsehen kommt, steckt System. Dies weiß ich aus eigener Anschauung: Wie die meisten von Ihnen wissen, reise ich das ganze Jahr durch Deutschland, um in vielen Orten Vorträge über die Biologische Intensiv-Therapie zu halten. Ich bezahle alle Kosten dafür selber, die Reisen, die Saalmiete und die Ankündigungen in lokalen Zeitungen, damit auch jeder, den es betrifft, die Möglichkeit erhält, an den Vorträgen teilzunehmen.

Es hat sich nun letztes Jahr ergeben, dass die „Süddeutsche Zeitung“, die ja in Bayern immer noch viel gelesen wird, nach einigen Vorträgen und Ankündigungen dafür sich plötzlich geweigert hat, weitere bezahlte Inserate für meine Vorträge zu veröffentlichen. Ein Grund dafür wurde mir nicht genannt. Auch meinem Verlag wurde verweigert, Inserate für meine Bücher zu bezahlen und zu schalten.

Kann es sein, dass ich gerade in Bayern, der Weltzentrale der „Amigo-Wirtschaft“, mit meinen Vorträgen die Interessen mancher beamteter Lokalgröße der Medizin gefährdet habe? Ich werde es wahrscheinlich nie erfahren, weil sich natürlich niemand getraut hat, mir die Gründe für diese Informations-Verweigerung zu nennen. Ich weiß nur eines: Die Krebskranken in Bayern hätten sicher gerne gehört, was ich ihnen über ihre Krankheit und über die Möglichkeiten, sie zu behandeln, zu sagen hatte.

Ich will hier natürlich keinesfalls alle Vertreter der Medien über einen Kamm scheren. Es gibt auch viele Journalisten, die seriös und korrekt berichten und auch unsere eigene Arbeit hat schon viel von der Arbeit solcher Menschen profitieren dürfen, was letztlich vor allem den betroffenen Kranken zugute kommt. Es gab ausgezeichnete Berichterstattung über die Biologische Intensiv-Therapie in der „Welt am Sonntag", die bereits vor vielen Jahren in einer Schlagzeile den Begriff „Rebell" für meine Person gebrauchte, den ich ja später auch als Titel für mein erstes Buch verwendet habe. In diesem Artikel wurde damals der Fall eines unserer Patienten mit Prostatakarzinom beschrieben, bei dem unsere Behandlung sehr gut angeschlagen hatte.

Auch im Fernsehen wurde mehrfach sehr korrekt über uns berichtet, zum Beispiel in der Sendung von Jürgen Fliege, die dieser sehr unterhaltsam und launig am Beispiel der Heilkraft der Mistel verankerte. Andere Sendungen über uns waren zum Beispiel in der „WDR Lokalzeit", „OWL aktuell" und „Gut beraten Berlin". Am Ende dieses Kapitels haben wir Ihnen kurze Ausschnitte aus den Abschriften dieser Sendungen angefügt, damit Sie eine ungefähre Vorstellung haben, worum es dabei ging.

In unserer großen Sammlung von Presseberichten und Büchern zum Thema „Krebs" finden sich aber wesentlich mehr „böse" als „gute" Fundstücke, wesentlich mehr Beweise für Manipulation, Fortschreibung der alten Irrtümer, Besänftigung und Angstmache als Beweise für seriöse, ehrliche und bodenständige Informationsarbeit. Es ist dies in meinen Augen nicht die Schuld der Menschen, die diese Arbeit in den Medien leisten; es ist mehr ein Beweis dafür, dass sowohl im herkömmlichen medizinischen System als auch im System der Massenmedien nicht alles zum Besten steht.

Die Medien sind ja derzeit sehr stark im Umbruch begriffen; unter großem Getöse, unter Wehklagen und Geldforderungen zerfallen die alten und mächtigen Mediengiganten in kleinere und überschaubare Einheiten, begleitet von und verursacht durch die

Neuerungen, die das Internet mit sich bringt, gelebte Meinungsfreiheit, demokratische Informationsvielfalt für jedermann und die Erschwernis der bisherigen rechtlichen und wirtschaftlichen Zensur.

Ob das medizinische System auch im Umbruch begriffen ist? Da bin ich mir nicht so sicher, hoffe aber das Beste.

Aus unserem Archiv

Einige Beispiele aus der Praxis, genauer gesagt aus dem Pressearchiv unserer Praxis:

Anfang dieses Jahres hat die „Rheinische Post“ darüber berichtet, dass eine Tumorpatientin trotz der „lebensrettenden“ Chemotherapie und Bestrahlung durch die Hilfe der Uniklinik hier in Düsseldorf schwanger werden konnte. Die Art, wie hier das Schicksal einer Dame, die glücklich auf ihr erstes Kind hofft, mit der quasi selbstverständlich untergeschobenen Tatsache verwoben wurde, die Chemotherapie sei eine Segnung für die Kranken, halte ich gelinde gesagt für reißerisch und unseriös.

Auch aus der „Rheinischen Post“: Ein Bericht mit dem Titel „Sport wirkt wie ein Medikament gegen Krebs“. Ich sehe diese plakative Aussage sehr skeptisch und würde sie in dieser Form nicht bestätigen. Natürlich hat jeder Mensch eine Sorgfaltspflicht gegenüber seinem Körper und sollte unter anderem die Rückenmuskulatur stärken und die Durchblutung anregen. Leichtes Ausdauertraining ist dafür sicher ein nützliches Hilfsmittel. Aber gerade nach oder während einer belastenden Chemotherapie sollte man sich mit Sport meiner Meinung nach etwas zurückhalten, das Immunsystem ist in dieser Situation geschädigt und zu viel Sport würde es noch weiter belasten. Eine positive Auswirkung von Sport auf die Psyche kann ich aber bestätigen, dazu gibt es auch einschlägige Studien. In diesem Artikel (vom November 2008) wird gleich noch, quasi nebenbei, erwähnt, dass rund drei Prozent der Deutschen in ihrem Leben an Krebs erkranken und die Hälfte von ihnen geheilt werden könne. Das wäre schön, wenn es denn stimmte. Die Wahrheit ist leider, dass 210.000 Deutsche, also rund drei Prozent der Bevölkerung, JEDES JAHR an Krebs sterben und nur ein Viertel der Patienten die Krankheit überlebt. Das sind nicht meine Behauptungen, sondern die offizielle deutsche Sterbestatistik und Zahlen der Weltgesundheitsorganisation WHO.

Ein weiterer Artikel aus der „Rheinischen Post", etwa vor einem Jahr erschienen, beschreibt als neue Erkenntnis in vereinfachter und teilweise irreführender Form einen Mechanismus, der unserer praktischen Arbeit zugrunde liegt und den in theoretischer Form mein Kollege Professor Krokowski in Kassel vor mehr als 20 Jahren beschrieben hat: Die Metastasen von Primärtumoren bilden sich wesentlich früher, als bisher allgemein angenommen wurde. Allerdings beschreibt die Zeitung einen seltsamen Weg, den ich wissenschaftlich nicht nachvollziehen kann.

Eine Studie aus dem Memorial Sloan Kettering Cancer Center in New York stellt die Behauptung auf, dass vereinzelte Zellen anfangs durch den Körper wandern und dann erst bösartig werden, wie „Schläfer" einer extremistischen Terrorgruppe, die erst bei Bedarf aktiviert werden. Diese Ansicht ist in meinen Augen völliger Humbug und durch keine konkreten Fakten belegbar. Ich kann mir nur vorstellen, dass man damit von den wirklichen Fakten ablenken will: dass durch Untersuchungsmethoden und Operationen die Wanderung der Mikrometastasen durch den Körper erst ausgelöst wird, wie es Professor Krokowski anhand nachvollziehbarer Zeitverläufe seinerzeit dargestellt und als „provozierte Metastasen" bezeichnet hat. Der Tenor des Artikels ist jedoch korrekt, dass man langsam umdenkt und akzeptiert, dass viel früher, als bisher angenommen wurde, eine permanente Ausbreitung von Mikrometastasen im Körper stattfindet und diese keine „später“ und „plötzlich“ auftretenden „Unglücksfälle“ sind.

Bereits vor einiger Zeit erreichte uns ein Artikel über die Verleihung eines Wissenschaftspreises für die Erforschung von Mistelpräparaten, die auch meine Theorie von der intravenösen Anwendung von Mistelpräparaten, die nicht nur eine Immunstärkung hervorruft, sondern auch Tumorzellen abtöten kann, bestätigt. Der A. Vogel Wissenschaftspreis ging an zwei Forscher aus der Schweiz, die sich in höchst systematischer und gründlicher Weise mit den verschiedensten Aspekten der Misteltherapie auseinandergesetzt haben.

In der „Rhein-Ruhr-Zeitung“ gab es 2003 einen umfangreichen Artikel, in dem über die positive Wirkung unserer Therapie auf die Nebenwirkungen der Chemotherapie berichtet wurde. Daran anknüpfend referierte 2008 bei einem Kongress in München eine Kollegin von der Berliner Charité und stellte fest, dass die Kombination von Hyperthermie und Chemotherapie signifikant bessere Ergebnisse bringt als die Chemotherapie allein.

Die Leiden der Journalisten

Ein ganzseitiger Artikel vom März dieses Jahres: „Die Leiden der Männer“. Ein Paradebeispiel für Ärzte, die Gemeinplätze von sich geben, und Journalisten, die dies als sensationelle und spektakuläre Errungenschaften hochjubeln. Die Einleitung beginnt seriös wissenschaftlich mit den Worten „Die Prostata ist das Panikorgan jeden Mannes.“ Das wusste nicht mal ich, und ich bin seit Jahrzehnten

Urologe. In dem Ton geht es weiter: Die interviewten Professoren singen das Hohelied der möglichst häufig angewendeten Stanzbiopsie, behaupten, „ein guter Operateur kann jedenfalls zu 95 Prozent Kontinenz sichern" (wenn man die extrem hohe Zahl der inkontinenten Prostata-operierten Patienten ansieht, muss man davon ausgehen, dass es eben keine guten Operateure gibt), und behaupten, dass es inkontinenten Patienten durch das Tragen von Vorlagen (das heißt Windeln) ohnehin tadellos geht. Immerhin wird zugestanden, dass beim Thema „Potenz" die Versprechungen und die Wirklichkeit doch recht weit auseinanderklaffen.

Im Bild ergänzt wird das Ganze durch das eindrucksvolle Foto einer laparoskopischen Prostata-Operation als Beispiel für ein modernes Wunder der Technik. Schläuche, Endoskope, Sonden und anderes High-Tech ragen aus dem Bauch eines Patienten und ein sichtlich kompetenter Arzt hantiert daran herum. Dass man heute noch gar nicht weiß, ob diese Verfahren nicht weniger zuverlässig sind als die konservativen und dass man das erst in zehn Jahren wird beurteilen können – das alles wird mit keinem Wort erwähnt.

Ich habe diesen Artikel hier deswegen so ausführlich beschrieben, weil er in zusammengefasster Form genau das darstellt, was für mich die wichtigsten Übel in der Behandlung von Prostatakrebs in unserer Zeit sind. Diese Zustände werden nicht nur von der beamteten Medizin beharrlich fortgeschrieben, sondern von den Massenmedien auch noch bejubelt.

Fast wie ein gezielter Witz wirkt dazu die kleine Schlagzeile am Rand dieser Zeitungsseite, die mit dem Hauptartikel gar nichts zu tun hat: „Umfrage: Deutsche planen Behandlung im Ausland".

Aus manchen Zeitungsartikeln lese ich, bedingt durch meinen Beruf, ganz andere Dinge heraus, als der Verfasser eigentlich beabsichtigt hat. Dr. Wolfgang Janni, der neue Direktor der gynäkologischen Frauenklinik in Düsseldorf, wird interviewt, wieder in der „Rheinischen Post“, und berichtet über die Leistungen seiner Klinik, die moderne Technik, die Programme und die Geburtenzahlen. Mich interessiert daran viel mehr das Nebenthema, als er erläutert, was alles zu den Aufgaben eines Klinikchefs gehört, viele Dinge, die sich nach menschlichem Ermessen eigentlich gar nicht unter einen Hut bringen lassen: Studenten unterrichten und fortbilden, operieren, Doktoranden betreuen, Sprechstunden halten, Personal verwalten, Budgets kontrollieren und vieles andere. Das kommt mir alles nur viel zu bekannt vor, ich war ja selber eine Zeit lang kommissarischer Direktor der urologischen Universitätsklinik in Düsseldorf.

In meiner eigenen Tagesklinik habe ich die Organisation wesentlich „Medizin-freundlicher“ und leichter verwaltbar aufgebaut; ich kann heute sicher sein, dass die Behandlung der Patienten und die Erforschung neuer Möglichkeiten auf keinen Fall durch die Notwendigkeiten der täglichen Verwaltung beeinträchtigt werden. Als Patient nimmt man solche Probleme in einem Krankenhaus wahrscheinlich nie bewusst wahr, aber Sie können mir glauben, dass absolut alle leitenden Mediziner unter der Last des Tagesgeschäfts leiden. Die Vorgabe, dass ein einzelner hochbegabter Mensch gleichzeitig effektiv lehren, effizient verwalten und auch noch selber hervorragend operieren können soll, ist ein schönes Ideal, das aber die damit beauftragten Menschen schwer belasten kann.

Die Zeitschrift „mysteries“ ist ein durchaus unterhaltsames und interessantes Medium: Sie mischt in einer bunten Sammlung wilde Verschwörungstheorien mit durchaus haltbaren und akzeptablen Berichten und Thesen aus der Medizin. Anfang dieses Jahres gab es dort eine Artikelserie mit dem packenden Titel „Rebellen gegen den

Krebs", der mir seltsam bekannt vorkommt. Neben einigen Kollegen, auch aus anderen Ländern, wurde auch meine Arbeit sehr sachlich und kompetent beschrieben. Ein anderer Artikel in derselben Ausgabe stellte internationale Forschungsergebnisse vor, die unsere eigene Arbeit bestätigten: Vitamin C kann tatsächlich das Wachstum von Tumoren hemmen, allerdings nur, wenn es nicht oral, sondern intravenös verabreicht wird.

Manchmal leisten die Medien in besonderen Fällen durchaus nützliche Arbeit, nämlich dann, wenn es darum geht, Scharlatane zu demaskieren, die mittels unseriöser Heilversprechen leidenden Menschen das Geld aus der Tasche ziehen und, in meinen Augen noch schlimmer, ihnen falsche Hoffnungen machen.

Ganz Deutschland kennt inzwischen die Geschichte von Dr. R. Er behauptet, dass sich absolut alle Krankheiten, am besten aber die schweren wie AIDS und Krebs, ganz leicht heilen lassen, wenn man nur genug Vitamintabletten einnimmt. Natürlich die, die seine eigene Firma verkauft und von Holland aus versendet, weil der böse deutsche Staat ihn nicht lässt. Besonders perfide war die Art, wie Dr. R. einen achtjährigen krebskranken Jungen für seine Werbung einsetzte, sozusagen als lebenden Beweis für die Wunderkraft der Vitaminpillen. Der Junge starb kurz darauf an seiner Krebserkrankung. Mehr erheiternd ist dagegen, wie Dr. R. unter schwerem Verfolgungswahn gegenüber der Pharmaindustrie leidet und deren Topmanager fallweise wegen „Völkermord" anzeigt.

Fast ebenso großes Interesse in den Zeitungen hat der Fall von Frank D. erregt, einem Arzt und ehemaligen Assistenten von Professor Hackethal, der von Bad Aibling und Österreich aus ein „Perpetuum Mobile" aus Krebsdiagnosen und Versand von dagegen angeblich wirksamen Nahrungsergänzungsmitteln aufzog. Haussuchungen und Strafanzeigen waren die bisherige Endstation.

So unterhaltsam und ärgerlich diese Pressegeschichten sind, so schädlich sind sie für uns und andere Kollegen, die viel Arbeit, Mühe und Geld investieren, um die komplementäre Behandlung von Tumoren auf seriöse und wirksame Weise voranzubringen. Interessant im Zusammenhang mit Sinn und Unsinn der Berichterstattung über ernste medizinische Themen in den Medien erscheint mir folgende Beobachtung: In Büchern, egal ob in Fachbüchern oder populären Werken, wird wesentlich weniger Unsinn verbreitet als in den tagesaktuellen Zeitungen und Fernsehsendungen.

Natürlich gibt es auch Bücher von dem einen oder anderen selbst ernannten Wunderguru oder von halbkriminellen Vitamin-Päpsten; in der Mehrzahl sind aber Bücher über Krebs viel besser recherchiert, sinnvoller und glaubwürdiger als Artikel in Zeitungen und Zeitschriften. Ein Beispiel (jetzt mal abgesehen von dem, das Sie gerade in der Hand halten): Das „Anti-Krebs-Buch" von David Servan-Schreiber.

Der Autor war selber an einem Hirntumor erkrankt und beschreibt höchst spannend seine Reise durch die Schulmedizin hin zu seiner sehr persönlichen, aufrichtigen, harten und ehrlichen Suche nach der Wahrheit. Was Servan-Schreiber in seinem Buch als „Lebensstil" und das „Umfeld, das die Krebszellen im Körper vorfinden" beschreibt, sehe ich durchaus ähnlich, nur gebrauche ich lieber das Wort „Immunsystem" im Zusammenhang mit meiner Therapiemethode.

Ein interessantes Buch, dessen Wahrheitsgehalt ich nicht komplett überprüfen kann, welches aber viele hoch interessante und schockierende Fakten enthält, ist „Ein medizinischer Insider packt aus" von Peter Yoda. Ich darf der Einfachheit halber hier den Klappentext zitieren: „Prof. Dr. Peter Yoda war über viele Jahre Mitglied des berühmten Frankfurter Clubs, einer Vereinigung exzellenter Wissenschaftler, die Ableger auf der ganzen Welt hat.

Nachdem er aus dem Club ausgestiegen ist, erzählt der Insider, übrigens zum ersten Mal in der Geschichte des Clubs, wie Patienten und Ärzte täglich belogen und betrogen werden. Mit schockierenden Einsichten erklärt er, welche unglaublichen Systeme dahinter stehen und wie Regierungen und Pharmafirmen über Leichen gehen. Der Autor zeigt hemmungslos auf, wie falsch und gefährlich die heutige Medizin ist, ohne dass dies von der breiten Öffentlichkeit wirklich wahrgenommen wird. Erfahren Sie, auf welche perfide Art erfolgreiche Therapien unterdrückt und stattdessen absolut nutzlose und krankmachende in unser tägliches Leben implantiert werden. Dieses Buch ist nichts für schwache Nerven, denn Professor Yoda erzählt Details der 40er Studien, die unmenschlichsten Studien, die jemals durchgeführt wurden. Außerdem klärt er Sie über „Perpetuum Mobiles" auf, die von Regierungen und Firmen weltweit eingeführt wurden und deren einzige Aufgabe ist, Angst in der Bevölkerung zu verbreiten, damit Sie machen, was andere wollen. Dieses Buch enthält auf 200 Seiten hochbrisantes Material und wurde schon im Vorfeld ausgiebig in Insiderforen diskutiert."

Fernsehen mit Druckerschwärze

Für die unter Ihnen (und das wird wohl die überwältigende Mehrheit sein), die nicht die TV-Sendungen über meine Arbeit gesehen haben, haben wir hier einige Ausschnitte mit den wichtigsten Aussagen zusammengefasst.

Fliege

Jürgen Fliege: Mancher krebskranke Mensch in Deutschland, der nicht mehr weiß, wie er sich helfen soll, weiß mittlerweile: Es kann vielleicht sein, dass die Medizin der Kelten, das Wissen um die Heilkraft der Mistel, mich noch rettet.

Patient Manfred P.: ...dann habe ich per Zufall die Adresse von meinem Onkel bekommen, und der hat gesagt, du, fahr mal nach Düsseldorf hin, da ist ein Arzt, der hat schon viele andere hingekriegt. Das sind ja immer so Geheimtipps, die werden ja öffentlich gar nicht gehandelt. Und da hat der gesagt: Kommen Sie her, das kriegen wir in den Griff!

Gut beraten in Berlin

Redaktion: Konventionell wird Krebs in Form von Operationen, Chemo- oder Strahlentherapie behandelt. Therapien, denen aber auch Grenzen gesetzt sind. Biologische Krebstherapien sind daher auch für viele Krebskranke eine Alternative, wenn die konventionelle Behandlung keine Erfolge zeigt. Der Naturheilkundearzt und Urologe Dr. Klaus Maar hat eine bio-elementare Kombinationstherapie entwickelt. Mit hoch dosierten Mistelinfusionen, kombiniert mit biologischen Maßnahmen, regt er die Selbstheilungskräfte seiner Patienten an.

Dr. Klaus Maar (Naturheilkundearzt und Urologe): Die Effektivität meiner Therapie besteht darin, dass eben bei einem gefährlichen Leiden wie dem Krebs man nicht punktuell vorgehen kann, sondern dass man alles, was zur Verfügung steht, bündelt und intensiv dem Patienten Tag für Tag anbietet, um einerseits die Tumorzellen abzutöten, aber auch das Immunsystem zu stärken.

Redaktion: Brigitte G. leidet unter Lungenkrebs. Die Schulmediziner gaben ihr nur noch ein halbes Jahr zu leben. Sie wollte sich nicht damit abfinden und machte die Intensivtherapie bei Dr. Maar.

Brigitte G. (Krebspatientin): Nach dieser Behandlung hier muss ich sagen, also erlebe ich mein zweites Leben. Es ist ... herrlich ist es einfach, wieder durch die Stadt zu gehen, und alles zu machen, zuhause wieder was machen zu können, meinem Mann gegenüber, alles. Es ist wirklich wunderbar.

OWL aktuell, Bielefeld

Redaktion: Man sieht es ihm nicht an – Friedhelm S. hat Krebs. Im Bielefelder Zentrum für Gesundheit und Beratung lässt er sich behandeln. Eine Chemotherapie, wie sie ihm Krankenhausärzte empfohlen haben, lehnt er ab.

Friedhelm S. (Krebskranker aus Bielefeld): Weil ich vor 12 Jahren schon einmal Krebs hatte, und da Chemotherapie gemacht habe, und zweimal operiert wurde am Bauch. Und ich danach gesagt habe: Es muss noch etwas anderes geben. Etwas Schonenderes. Ich war auf 50 Kilo runter, total abgebaut, und die anderen Organe waren auch belastet. Und da habe ich gesagt: jetzt muss es was anderes sein.

Dr. Klaus Maar: Dazu ist zu sagen, dass wir eben keinen Hokuspokus machen, sondern dass wir auf dem Boden schulmedizinischer Diagnostik agieren. Das heißt, dass wir Tumormarker-Kontrollen machen, dass wir zum Beispiel computertomographische Kontrollen machen, dass wir therapeutisch einen anderen Weg gehen, das heißt, wir bündeln dann bestimmte Maßnahmen, wie Hyperthermie, Enzyme und Mistelinfusionstherapie, von denen man weiß, dass alle diese Maßnahmen nachgewiesenermaßen auch seriös tumorzellzerstörend sind.

WDR Lokalzeit, Düsseldorf

Anmoderation: ...doch immer mehr Ärzte bieten auch biologische Therapien an. Darüber wollen wir gleich sprechen. Zuvor schauen wir uns noch ein Beispiel aus Düsseldorf an. Dr. Klaus Maar ist Naturheilarzt und setzt ganz auf die bioelementare Therapie.

Dr. Klaus Maar: Und zwar nehmen die Patienten bestimmte Dinge durch den Mund; sie haben eine intravenöse Schiene, wo über Infusionen gearbeitet wird, und eine apparative Schiene, nämlich dieses Kurzwellen-Hyperthermiegerät. Das heißt, es muss über längere Zeit behandelt werden, über sechs Wochen. Und die

Therapie hat zwei Ziele – erstens einmal, das Immunsystem zu stärken, was ja normalerweise von schulmedizinischer Seite überhaupt nicht berücksichtigt wird. Das heißt, wir wollen das Immunsystem stärken und dadurch dem Patienten die Möglichkeit geben, seinen Tumor selber zu bekämpfen; aber wir wollen auch mit bestimmten biologischen Methoden wie zum Beispiel Hitze, Mistelinfusionen versuchen, auch den Tumor, die Tumorzelle zu zerstören.

Redaktion: Johannes S. ging es wie vielen anderen Patienten. Eine Krebsbehandlung in der Schulmedizin liegt schon hinter ihm. Die Diagnose damals: Darmkrebs. Jetzt sieht er in der biologischen Krebstherapie seine Chance.

Dr. Klaus Maar: Im Prinzip können wir alle Tumorarten behandeln, das heißt, wir haben jetzt hier ein Beispiel, wo wir zeigen wollen, dass wir auch einen Prostatakarzinompatienten behandeln, aber im Grunde genommen behandeln wir sämtliche Tumorarten, die es gibt.

Über Resignationen, Hoffnungen und Ausblicke

Es ist mir ein Bedürfnis, diesem eigentlich fertigen Buch noch ein paar persönliche Worte anzufügen. Die Gedanken dazu sind entstanden bei einem Gespräch mit einem Mitglied meines Redaktionsteams nach dem Abschluss aller wichtigen Arbeiten zu dem Buch. Es ging dabei darum, was wir glauben, mit diesem Werk zu erreichen, ob wir überhaupt irgendetwas bewirken können und warum die Dinge in der Medizin und in der Krebsmedizin so sind, wie sie sind.

Ich muss gestehen, dass es eigentlich kein positives Resümee war, das wir ziehen konnten. Das beginnt damit, dass ich der überwiegenden Mehrzahl meiner Kollegen in der Onkologie kein gutes Zeugnis ausstellen kann, dazu stehe ich ganz offen.

Der moderne Onkologe hat genau genommen die Lizenz zum Töten; er begeht in vielen Fällen legalisierten Mord und ich muss mich wundern, wie man sich dabei noch in den Spiegel schauen kann und guten Gewissens weiterleben, wenn man tausendfach Chemotherapie praktiziert, die in der ganzen Welt relativ erfolglos durchgeführt wird und in den meisten Fällen das Leiden der Patienten noch vergrößert, anstatt ihnen zu helfen. Und da lege ich noch gar nicht in die Waagschale, dass man Menschen Hoffnungen macht, bevor man ihnen dann schadet.

Hand in Hand mit diesem fragwürdigen ärztlichen Verhalten geht die Profitgier der Pharmaindustrie, die alle ein oder zwei Jahre über die Medien lauthals verkünden lässt, dass nunmehr der endgültige, wirkliche und tatsächliche Durchbruch in der Krebsheilung unmittelbar bevorsteht, diesmal ganz sicher! Auf Deutsch bedeuten diese regelmäßigen Jubelmeldungen in Wirklichkeit nichts weiter, als dass schon wieder einmal irgendein neues Zytostatikum für die Chemotherapie auf den Markt kommt; davon profitieren jedes Mal nur die PR-Agenturen und die Inhaber von Pharmaaktien, aber ganz sicher nicht die Patienten.

Und weil wir gerade bei frechen Wahrheitsverdrehungen in der Medizin sind: Wussten Sie, dass Ärzte untereinander eine Art „Geheimsprache" anwenden, damit sie vor den Ohren ihrer Patienten Dinge sagen können, die diese nicht wirklich hören möchten oder sollten?

Mein Lieblingsausdruck in dieser „Arztsprache" ist *„ut aliquid fiat"*. Wir wählen mit Bedacht und Sachkenntnis eine bestimmte Therapie, *„ut aliquid fiat"*. Das bedeutet in etwa, „damit überhaupt irgendetwas gemacht wird, egal was". Das würden Sie als Patient nicht wirklich im Klartext hören wollen, oder?

Damit Sie für eventuelle Konversationen in Anwesenheit von Fachärzten besser gerüstet sind, gebe ich Ihnen hier noch ein paar weitere Schmuckstücke aus dem Schatzkästlein des Ärztelateins mit: *„Expectative Therapie"* bedeutet, man wartet ab, was passiert, und tut erstmal gar nichts. *„Cave linguam"* heißt „Vorsicht, Patient hört mit!". *„Essentiell"* ist „ohne Ursache, ich habe keine Ahnung, woher das kommt, das ist halt so.". Auch gut: *„iatrogen"*, das ist eine Krankheit, die durch die ärztliche Tätigkeit überhaupt erst verursacht wurde.

Ein hoch interessantes „Nebenprodukt" der Arbeiten an diesem Buch war die Erkenntnis von der Parallelität zwischen Religion und Medizin. Auf den ersten Blick würde man ja als selbstverständlich annehmen, dass Wissenschaft auf Wissen basiere und der Glaube hingegen in der Kirche besser aufgehoben sei.

In der Kirche ist alles ganz klar definiert: Wer glaubt und sich taufen lässt, wird in das Himmelreich eingehen, wer nicht glaubt, wird in die Hölle kommen. Die Gläubigen werden eigentlich unter Druck gesetzt: Wenn du nicht dem richtigen, von uns beschriebenen Weg folgst, hast du keine Chance auf Seelenheil. Und natürlich musst du Kirchensteuer bezahlen.

In der Krebsmedizin sind die Verhältnisse aber in Wirklichkeit nicht so viel anders: Hier wird „Operationsdruck" ausgeübt. Wir müssen möglichst schnell operieren! Wenn du nicht mitmachst, riskierst du dein Leben! Dieser sozusagen institutionalisierte Heilsweg, der in der Kirche vorgezeichnet ist, den gibt es auch in der Medizin.

Auch dass man für sein Heil im Himmel auf der Erde Messen kaufen kann, ist heute noch möglich, das habe ich erst vor kurzem von meiner Mutter erfahren. Man kann heute, ganz modern, per Fax eine Messe oder zehn oder fünfzig Messen bestellen – für größere Mengen erhalten Sie eine günstige Pauschale –, damit Sie Ihr Seelenheil im Himmel vorab sicherstellen. Zu Martin Luthers Zeiten hatte man für solche Dinge noch zündende Werbesprüche, wie zum Beispiel „Sobald das Geld im Kasten klingt, die Seele in den Himmel springt!".

Diese Parallelen zwischen organisierter Religion und der beamteten Schulmedizin drängen sich mir einfach auf, ganz ohne mein Zutun; dabei möchte ich anmerken, dass ich durchaus ein gläubiger Mensch bin und einen höheren Sinn in unserem Dasein sehe. Und gerade mit meiner Weltanschauung kann ich es überhaupt nicht vereinbaren, dass leidende Menschen heute noch so behandelt werden, wie es täglich passiert: Eigentlich kompetente und erfahrene Chefärzte, die sehenden Auges, wohl vor sich selber resignierend, wirkungslose, quälende und oft auch noch schädliche

Therapien routinemäßig praktizieren oder veranlassen. In Deutschland, europaweit, weltweit herrscht dieselbe Situation: Ich habe Arztbriefe aus Boston, aus Rabat in Marokko, aus Hongkong, aus Italien, aus der ganzen Welt, alle identisch, alle zeigen dasselbe Dilemma auf. Wir befinden uns in einer Sackgasse, die dadurch entsteht, dass den Patienten eine biologische und komplementäre Therapie systematisch vorenthalten wird. Es muss einmal ausgesprochen werden: Das ist verantwortungslos und skrupellos! Und ich formuliere an dieser Stelle noch relativ gemäßigt; der bekannte Autor Christian Bachmann hat sein erfolgreiches Buch über die Machenschaften der *„Krebsindustrie"* mit *„Die Krebsmafia"* betitelt!

Dabei kenne ich ja selber Ärzte, die sich bei uns behandeln lassen, wenn Not am Mann ist. Aber auch die stellen dann Fragen, hinterfragen das System der Behandlung und sind dann zum Teil unfair. Es gibt auch welche, mit denen lässt es sich gut arbeiten, die sehen das auch immer mehr ein.

Es ist schwer, an dieser seit langem bestehenden und quasi einzementierten Situation als integre Persönlichkeit nicht mit der Zeit zu zerbrechen: Als junger Wissenschaftler beginnt man hoffnungsfroh, an einer Klinik zu arbeiten. Man hat noch keinerlei Halt, keinerlei Beratung und stößt vielleicht auf einen Chef, der vielleicht gut und schnell operieren kann, aber bei Bedarf über Leichen geht, der sich selber als Darwinist bezeichnet, einen Großwildjäger, der nach eigener Aussage einem Elefanten am Kilimandscharo das Auge ausschießen kann, ohne hinzugucken. Dem fällt man in die Hände und muss plötzlich lernen sich durchzusetzen.

Wenn man in eine solche Situation gerät und sensibel ist, und ich bin sicherlich sensibel, gibt es zwei Möglichkeiten: entweder aufzuhören oder sich eine harte Schale gegen die eigene Natur anzulegen, um zu überleben, dann wird man irgendwann ein unausstehlicher Mensch, weil man permanent gegen die eigene gute Einstellung kämpft, nur um zu überleben.

Mit welcher Medizin müssen wir heute eigentlich leben? Ist das noch ehrliche Medizin, ist das noch eine verantwortungsvolle Haltung, die man einnimmt; versuchen nicht viele, ihre eigene Therapie zu verkaufen, ohne zu fragen: Kann ich dem Patienten das anbieten, ist er damit gut bedient? Hat er trotz der Risiken, trotz gewisser Erfolge, die man ihm nicht versprechen kann, denn eine faire Chance, mit dieser Komplementärtherapie klarzukommen?

Wenn Sie bis hierher dieses Buch gelesen haben und diese doch in Summe negative Bilanz zur Kenntnis nehmen, dann werden Sie sich wahrscheinlich fragen: Kann dieser Maar denn noch guten Gewissens in den Spiegel sehen?

An dieser Stelle möchte ich Ihnen doch noch die positiven Seiten unserer menschlichen und medizinischen Bilanz aufzeigen; sie mögen gegen die allgemeine Lage der Tumormedizin klein erscheinen, aber sie geben uns selbst und anderen Hoffnung und die Gewissheit, dass die Dinge sich irgendwann in die richtige Richtung entwickeln werden.

Ich kann heute jederzeit in den Spiegel gucken und feststellen: Mir macht meine Therapie Freude, ich bin grundsätzlich optimistisch, trotz aller Rückschläge, die in unserem Bereich immer wieder vorkommen. Und ich kann erhobenen Hauptes durch die Welt gehen und meine Arbeit verantworten – ja, stolz darauf sein. Ich fühle mich inmitten aller Widrigkeiten manchmal so, als stünde ich fest wie der Fels von Gibraltar; diese Formulierung habe ich aus einem Horoskop und sie hat mich seltsam berührt und ist mir dauerhaft im Gedächtnis geblieben.

Die letzten 17 Jahre lang haben sich unsere Komplementärtherapien als tragfähige, verantwortungsvolle und auch gegenüber dem

Patienten mit bestem Gewissen zu verantwortende Therapien gezeigt. Wir haben Tausende Patienten behandeln und ihnen helfen dürfen; wir können mit unseren Büchern und Vorträgen ein Vielfaches dieser Zahl von Menschen in ganz Deutschland erreichen – und unsere Arbeit wird von Zeitungen und in Fernsehsendungen immer wieder sehr freundlich beurteilt.

Es gibt immer mehr Kollegen, in Deutschland und in anderen Ländern, die meine Sichtweise teilen und unsere Methoden in Zukunft anwenden wollen. So mancher Saulus hat sich onkologisch zum Paulus gewandelt und vielleicht haben wir daran manchmal einen kleinen Anteil.

Es gibt also in Summe Anlass für etwas Hoffnung.

Hoffnung gibt es immer.

Kleines medizinisches Wörterbuch

Zum besseren Verständnis dieses Buchs und allgemeiner medizinischer Zusammenhänge haben wir Ihnen hier einige Fachausdrücke in leicht fasslicher Form erklärt.

Antibiotikum, Antibiotika	Substanzen, die Bakterien, Pilze und andere Mikroorganismen abtöten bzw. in ihrer Vermehrungsfähigkeit beeinträchtigen; keine Wirkung auf Viren
Antigen	Molekül, das vom von einem Antikörper des Immunsystems als „fremd" erkannt wird, z. B. auf der Oberfläche von Zellen, und eine Immunreaktion auslöst
Antikörper	Von Immunzellen (B-Lymphozyten) gebildete Proteine, die gezielt Strukturen (Antigene) auf der Oberfläche von Krankheitserregern, Zellen oder Molekülen erkennen und sich an sie binden. Antikörper dienen dem Immunsystem zur Erkennung und Zerstörung von Erregern oder abnormen Zellen.
Antioxidans, Antioxidantien	Substanzen, die krankhafte Oxidationsvorgänge, das sind Verbindungen mit Sauerstoff, im Organismus hemmen (z. B. Vitamin C)
Apoptose	Durch die Zelle aktiv ausgelöster (programmierter) Zelltod, durch Apoptosegene gesteuert. Die Hemmung von Apoptosegenen spielt wahrscheinlich eine Rolle bei der Entstehung von Tumoren.

Autoimmunerkrankung	eine Erkrankung des Abwehrsystems, bei der körpereigene Abwehrzellen bestimmte körpereigene Zellbestandteile angreifen, sich also rebellisch gegen den Organismus selbst wenden
Basaliom	häufigste Form von Hautkrebs; von den basalen Zellen der Oberhaut ausgehend
Bildgebende Verfahren	Untersuchungsmethoden, die Bilder vom Körperinneren erzeugen: Röntgen, Computertomographie, Kernspintomographie, Ultraschalluntersuchung, Endoskopie, Knochenszintigraphie, PET u.a.
Biopsie	Entnahme einer Gewebsprobe zum Zweck der mikroskopischen Untersuchung mit Nadel, Stanze oder Skalpell
Blastom	Geschwulst
Bronchialkarzinom	Lungenkrebs
Cervixcarcinom, Zervixkarzinom	Gebärmutterhalskrebs
Chemotherapie	medikamentöse Behandlung mit zellwachstumshemmenden Substanzen (Zytostatika)
Computertomographie (CT)	Computerunterstützte Röntgenuntersuchung mit Schnittbilddarstellung des Körpers in dünnen Schichten
DNS/DNA	Desoxyribonukleinsäure (englisch: deoxyribonuclein acid); bildet bei den meisten Lebewesen (ausgenommen manche Viren) das genetische Material (Erbgut); ist im Zellkern, in den Chromosomen lokalisiert; Träger der genetischen Information eines Lebewesens
Doppelbefundung	Beurteilung von Untersuchungsergebnissen, z. B. Röntgenbildern, durch zwei Ärzte unabhängig voneinander

Doppelblindstudie	Methode zur Prüfung der therapeutischen Wirksamkeit eines Medikaments: Ein Teil der Probanden erhält ein Medikament mit Wirkstoffen, eine andere Gruppe erhält lediglich ein Placebo (unwirksame Substanz); die tatsächliche Verteilung der Gruppen dabei ist auch dem beteiligten Arzt nicht bekannt.
Endoskopie	Betrachtung („Spiegelung“) von Körperhohlräumen mit Endoskopen, die mit einer Lichtquelle ausgerüstet sind und Bilder vom Körperinneren über Glasfasern nach außen leiten. Die nähere Bezeichnung richtet sich nach dem betrachteten Organ (z. B. Gastroskopie = Magenspiegelung; Zystoskopie = Blasenspiegelung)
Enzyme	Fermente; Biokatalysatoren in Form von Proteinen, die im Körper chemische Reaktionen bewirken. Jedes Enzym ist auf eine bestimmte chemische Umsetzung spezialisiert. Beispiel Verdauungsenzyme: Proteasen spalten Proteine, Lipasen bauen Fette ab. Diese Eiweiße sind für den Stoffwechsel im Organismus absolut unentbehrlich.
Epidemiologie	Lehre von der Häufigkeit und Verteilung von Krankheiten in Bevölkerungsgruppen; arbeitet mit statistischen Methoden, z. B. um Hinweise auf Krankheitsursachen und Risikofaktoren zu gewinnen
Extrakt	wässriger, ätherischer oder alkoholischer Auszug aus tierischen oder pflanzlichen Stoffen
Freie Radikale	Bruchstücke von Molekülen, denen für ihre innere Balance ein oder mehrere Elektronen fehlen
Gen	Informationseinheit des Erbgutes; enthält meist den Bauplan für ein Protein. Die Gene liegen im Zellkern in Form von DNS vor.

Grading (engl.)	Einteilung von Tumorzellen und Tumorgeweben nach ihrem Differenzierungsgrad. Der Wert (meist G1 bis G4) beschreibt, wie stark die Krebszellen von gesunden, reifen (differenzierten) Zellen abweichen. Man schließt daraus auf den Grad der Bösartigkeit des Tumors.
Gynäkologie	Frauenheilkunde
Helicobacter pylori	Bakterium, Verursacher der Gastritis
Hemorphine	haben ähnliche Eigenschaften wie die Endorphine; werden unter körperlicher Belastung verstärkt gebildet, heben Stimmungslage und Belastbarkeit und wirken schmerzlindernd
Hepatom	Lebertumor
Histologie	medizinische Fachrichtung, die Diagnosen aus Gewebeproben stellt, Lehre vom Feinbau der Körpergewebe
Hormon	In geringsten Konzentrationen wirksamer Botenstoff, der sich nach Ausschüttung durch eine Hormondrüse oder durch Zellen (Zellhormone) im Körper verteilt. Für seine Signale sind nur die Organe empfänglich, deren Zellen entsprechende „Empfänger" (Hormonrezeptoren) tragen.
Hormonrezeptoren	„Empfänger" für hormonelle Signale in Form von Proteinen. Rezeptoren befinden sich an der Oberfläche oder im Innern von Zellen und übermitteln die Botschaft des Hormons in den Zellkern.
Hyperthermie	Überwärmung eines Körperteils oder des ganzen Körpers, in Studien zur Wirkungssteigerung von Chemotherapie oder Strahlentherapie eingesetzt
Hysterektomie	operative Entfernung der Gebärmutter
Immunsystem	körpereigenes Abwehrsystem

Instillation	Einbringen einer medikamentenhaltigen Lösung in einen Körperhohlraum (z. B. Harnblase)
Interferone	Gruppe von körpereigenen Substanzen, die der Verständigung zwischen Immunzellen dienen und die Abwehr von Zellen gegen Virusinfektionen stärken; gehören zur Gruppe der Peptide
Interleukine	Gruppe von Zellhormonen (Zytokinen), die der Verständigung zwischen Immunzellen dienen; gehören zur Gruppe der Peptide.
Karzinom	bösartiger Tumor, der von Deckgeweben (Epitheien) d. h. Haut, Schleimhaut oder Drüsengewebe, ausgeht
Kolonkarzinom	Krebs des Dickdarms
kolorektale Karzinome	Tumore des Dickdarms oder Enddarms
Komplementärmedizin	ergänzend zur herkömmlichen Schulmedizin
laparoskopisch	mit Hilfe des Laparoskops, eines optischen Instruments zur Untersuchung der Bauchhöhle, erfolgende Untersuchung
Lektine	enthalten in der Mistel, stimulieren das Immusystem, indem sie die Lymphozyten, also die Spezialisten im Abwehrkampf, dazu anregen, Botenstoffe (Zytokine) zu produzieren, die den Abwehrkampf koordinieren helfen
Leukämie	Krebserkrankung des blutbildenden Systems, betrifft vor allem das Knochenmark und die Lymphknoten. Man unterscheidet zwischen akuten Leukämieformen, die schnell und heftig auftreten, und chronischen, die sich langsam entwickeln.
Leukozyten	weiße Blutzellen; vielfältige Gruppe von Blutzellen mit Aufgaben in der Immunabwehr („Killerzellen“)

Lymphatisches System	Gesamtheit der lymphatischen Gewebe wie Lymphknoten, Milz, Thymus, Mandeln; anatomische Grundlage des Immunsystems
Lymphknoten	kleine, etwa bohnenförmige Organe, die im ganzen Körper entlang der Lymphbahnen angeordnet sind. Sie beherbergen weiße Blutkörperchen (besonders Lymphozyten) mit wichtigen Abwehrfunktionen und dienen als Filter für Bakterien und auch für Krebszellen
Lymphozyten	Untergruppe der weißen Blutkörperchen, die als Träger immunologischer Funktionen von zentraler Bedeutung für die körpereigene Abwehr sind. Die Vorläuferzellen stammen aus dem Knochenmark, die weitere Entwicklung erfolgt in den lymphatischen Organen. Man unterscheidet B-und T-Lymphozyten, mit jeweils unterschiedlichen Aufgaben.
Magnetresonanztomographie (MRT, gleichbedeutend mit Kernspintomographie)	Bildgebende Untersuchungsmethode mit einem röhrenförmigen Gerät, in dem starke, veränderliche Magnetfelder erzeugt werden. Die Kernspintomographie eignet sich besonders gut zur Darstellung von Weichteilen und verursacht keine Strahlenbelastung.
Makrophage	Fresszelle; Makrophagen sind ins Gewebe eingewanderte Monozyten (größte weiße Blutzellen), sie spielen eine Rolle bei der Abwehr von Krankheitserregern und der Beseitigung von körperfremden oder veränderten Zelltrümmern und Stoffen. Sie präsentieren die fremden Eiweiße den T-Zellen und leiten so die Bildung von Antikörpern ein.
Mammakarzinom	Brustkrebs
Melanom	„schwarzer Hautkrebs"; Hautkrebs, der von pigmentbildenden Hautzellen ausgeht

Metastase	Tochtergeschwulst; entsteht durch Absiedelung von Tumorzellen aus einem Krebstumor über Blut- oder Lymphwege. Fernmetastasen sitzen entfernt vom Ersttumor in anderen Organen (Organmetastasen) bzw. Körperteilen. Lymphknotenmetastasen entstehen, wenn Tumorzellen mit dem Lymphstrom in Lymphknoten verschleppt werden und dort einen neuen Tumor bilden.
Mikrometastasen	sehr kleine Metastasen
Molekül	Baustein der Materie, aus zwei oder mehreren Atomen bestehender kleinster selbständiger Teil einer chemisch einheitlichen Substanz
Mutation	Veränderung der Abfolge von Bausteinen im Erbmolekül DNS. Mutationen können zu Änderung oder Verlust der Funktion von Genen führen und damit das Verhalten von Zellen beeinflussen.
Neurochirurgie	Teilgebiet der Chirurgie, das die operative Behandlung von Erkrankungen des Nervensystems umfasst
Nodus	Knoten
Noxen	Schadstoffe, schädliche Einwirkungen
oral	durch den Mund
Onkologie	Lehre von den Krebserkrankungen
Ösophaguskarzinom	Speiseröhrenkrebs
Osteo...	Knochen... ; z. B. Osteosarkom: bösartiger Knochentumor
Östrogene	wichtigste Gruppe der weiblichen Geschlechtshormone; werden in den Eierstöcken gebildet, ihre Konzentration schwankt mit dem Monatszyklus; unentbehrlich für die normale Geschlechtsentwicklung

Ovarialkarzinom	Krebs des Eierstocks
Ozon	Form von Sauerstoff mit drei Atomen, chemisch als O_3 bezeichnet, auch Aktivsauerstoff genannt. Ozon wirkt stark oxidierend und ist giftig.
Pankreaskarzinom	Bauchspeicheldrüsenkrebs
Peptide	sehr kleine Eiweißstoffe, die in der Milz produziert werden; chemische Verbindung aus zu Ketten verknüpften Aminosäuren
PET (Positronen-Emissions-Tomographie)	Computergestütztes bildgebendes Verfahren, das Schnittbilder von Körperorganen herstellt, auf denen Stoffwechselvorgänge dargestellt werden
Phagozyten	Fresszellen
Phytoöstrogen	pflanzliches Östrogen
Phytotherapie	Behandlung mit Medikamenten pflanzlicher Herkunft
Placebo (auch: Plazebo)	Scheinmedikament, das in Studien zur Kontrolle eingesetzt wird
präoperativ	vor der Operation
Prävention	Vorbeugung. Primärprävention: Verhütung von Krankheiten durch Gesundheitsförderung und Ausschaltung schädlicher Einflüsse. Als Sekundärprävention wird die möglichst frühzeitige Erkennung und Behandlung von Erkrankungen bezeichnet.
postoperativ	nach der Operation
Prophylaxe	Maßnahmen zur Verhütung von Erkrankungen, zum Beispiel durch vorbeugende Behandlung oder Impfung

Prostata	Vorsteherdrüse; kastaniengroßes Organ, das direkt unterhalb der Blase beim Mann die Harnröhre umschließt. Sondert Sekret ab, das dem Samen beigemischt wird und damit die Beweglichkeit der Samenfäden fördert
Prostataadenom oder Prostatahyperplasie	gutartige Vergrößerung der Prostata
Protein	Eiweiß
PSA (prostataspezifisches Antigen)	Eiweißstoff, der von Zellen der Prostata gebildet wird. Es ist im Prostatasekret enthalten und dient der Verflüssigung des Samens. In geringen Mengen tritt es auch ins Blut über und kann dort mit einem Labortest nachgewiesen werden. Der „Normalwert" liegt im Bereich von null bis vier Milliardstel-Gramm (Nanogramm, ng) pro Milliliter. Beim Prostatakarzinom ist die PSA-Konzentration im Blut (meist) erhöht.
Radiologie	Anwendung von Strahlen in Diagnostik und Therapie
Random-Studie	Studie, bei der die Teilnehmer (Probanden) zufällig ausgewählt werden
Rektumkarzinom	Mastdarmkrebs
Remission	vorübergehende oder dauerhafte Rückbildung von Krankheitszeichen; bei Krebs: partielle Remission = teilweises Verschwinden oder Verkleinerung von Tumoren; komplette Remission = kein Tumor mehr nachweisbar
Rezeptor	Bindungsstelle für Signalstoffe
Rezidiv	Krankheitsrückfall; Wiederauftreten der Krankheit nach einer symptomfreien Periode
Sarkom	bösartiger Tumor, der von Bindegewebszellen ausgeht

subkutan	unter die/der Haut
Symptom	Krankheitszeichen
Syndrom	Krankheitsbild, das sich aus dem Zusammentreffen verschiedener charakteristischer Symptome ergibt
systemische Therapie	Therapie, die den ganzen Körper erfasst
Szintigraphie	bildgebendes Untersuchungsverfahren, bei dem zur Darstellung radioaktive Kontrastmittel (Radionuklide oder mit Radionukliden markierte Arzneistoffe) verwendet werden
Therapie	Behandlung
Thorax	Brustkorb; Brustraum
Thymusdrüse	hinter dem oberen Bereich des Brustbeins gelegenes Organ, das sich in der Jugend zurückbildet und weitgehend in Fettgewebe umwandelt; Ort der Ausreifung von bestimmten Immunzellen (T-Lymphozyten)
TNM-Klassifikation	internationale Einteilung der Krankheitsstadien bei Krebserkrankungen (Tumor, Nodus, Metastasen)
Tumor	Schwellung; im engeren Sinne Geschwulst durch Wucherung von Zellen, die der normalen Wachstumskontrolle entzogen sind; gutartig oder bösartig
Tumormarker	Körpereigene Stoffe (meist Eiweiß-Zucker-Verbindungen), die bei Tumorerkrankungen in erhöhten Konzentrationen ins Blut gelangen. Sie werden vor allem zur Verlaufskontrolle von bekannten Krebserkrankungen verwendet: Ein Anstieg der Tumormarker-Konzentration im Blut kann ein Zeichen für Tumorwachstum sein.

Ultraschalluntersuchung (Sonographie)	bildgebendes Verfahren, bei dem mit Schallwellen unhörbar hoher Frequenz innere Organe auf einem Bildschirm sichtbar gemacht werden können
Urologie	Lehre von den Harnorganen
Viscotoxine	Erledigen im Prinzip die gleiche Aufgabe wie die Wirkstoffe, die in der Chemotherapie eingesetzt werden, die sogenannten Zytostatika. Sie zerstören Krebszellen, indem sie Löcher in deren Zellmembran stanzen.
Zelle	kleinste für sich lebens- und vermehrungsfähige Einheit des menschlichen Körpers; enthält einen Zellkern mit der Erbsubstanz und ist von einer Membranhülle umgeben
Zytokine	Zellhormone (z. B. Interleukine, Interferone), die der Kommunikation zwischen Zellen dienen und zum Beispiel Immunzellen aktivieren können
Zytostatika	in der Chemotherapie verwendete Medikamente, die das Wachstum von Krebszellen hemmen, aber auch normales Gewebe schädigen können
zytotoxisch	zellvergiftend, zellschädigend

Adresse

Tagesklinik für Biologische Krebstherapie
Professor Dr. med. Klaus Maar

Schadowstraße 65
D-40212 Düsseldorf
E-Mail dr.maar@hoffnung-gegen-krebs.de
www.hoffnung-gegen-krebs.de

Telefon 0049 (0) 211 / 179 55 63
Telefax 0049 (0) 211 / 179 57 04

Über den Verlag

Altes Wissen NEU! Wilde Freiheit
Meditation Kreativität Spirituelle Lebenspraxis
Eltern&Kinder Gesundheit
Universelles Bewusstsein AURUM Sinnfindung
Yoga Mystik
Persönlichekeitsentwicklung Hochsensibilität
Buddhismus Heute! Weisheit der Natur
Traditionelle Wege Big Mind

Mit Liebe fürs Detail und für die Umwelt

Bei der Auswahl der Inhalte, die wir präsentieren, achten wir auf Originalität, Kompetenz, Praxisrelevanz und Qualität. So können wir mit Herz und Seele hinter unseren Büchern, Hörbüchern, Filmen und den anderen Produkten stehen, die wir mit viel Liebe und Aufmerksamkeit bis ins letzte Detail fertigen.

Wir leisten einen aktiven Beitrag zum Umweltschutz und verbrauchen nur wirklich notwendige Ressourcen – so sparsam wie möglich. Wir arbeiten ausschließlich mit 100% Recyclingpapieren und setzen auf kurze Transportwege (u.a. Fertigung unserer Produkte in Deutschland).

Inspirationen, interessante und wertvolle Neuigkeiten, Wahres, Schönes & Gutes sowie wichtige Termine können Sie regelmäßig in unserem Newsletter erfahren oder hier: **www.facebook.com/weltinnenraum**

weltinnenraum.de

J.Kamphausen | Mediengruppe